AWAI CHEUNG

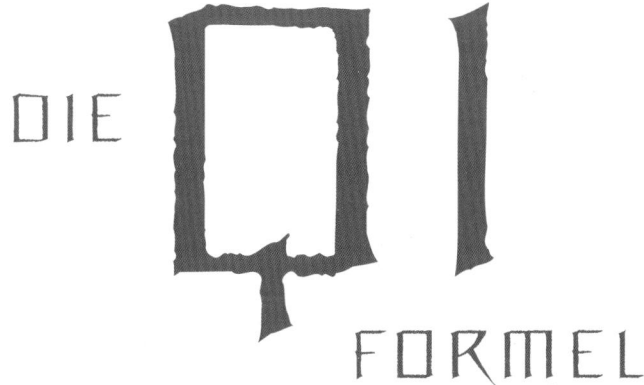

DIE QI FORMEL

Die 5 Geheimnisse der inneren Zufriedenheit

INHALT

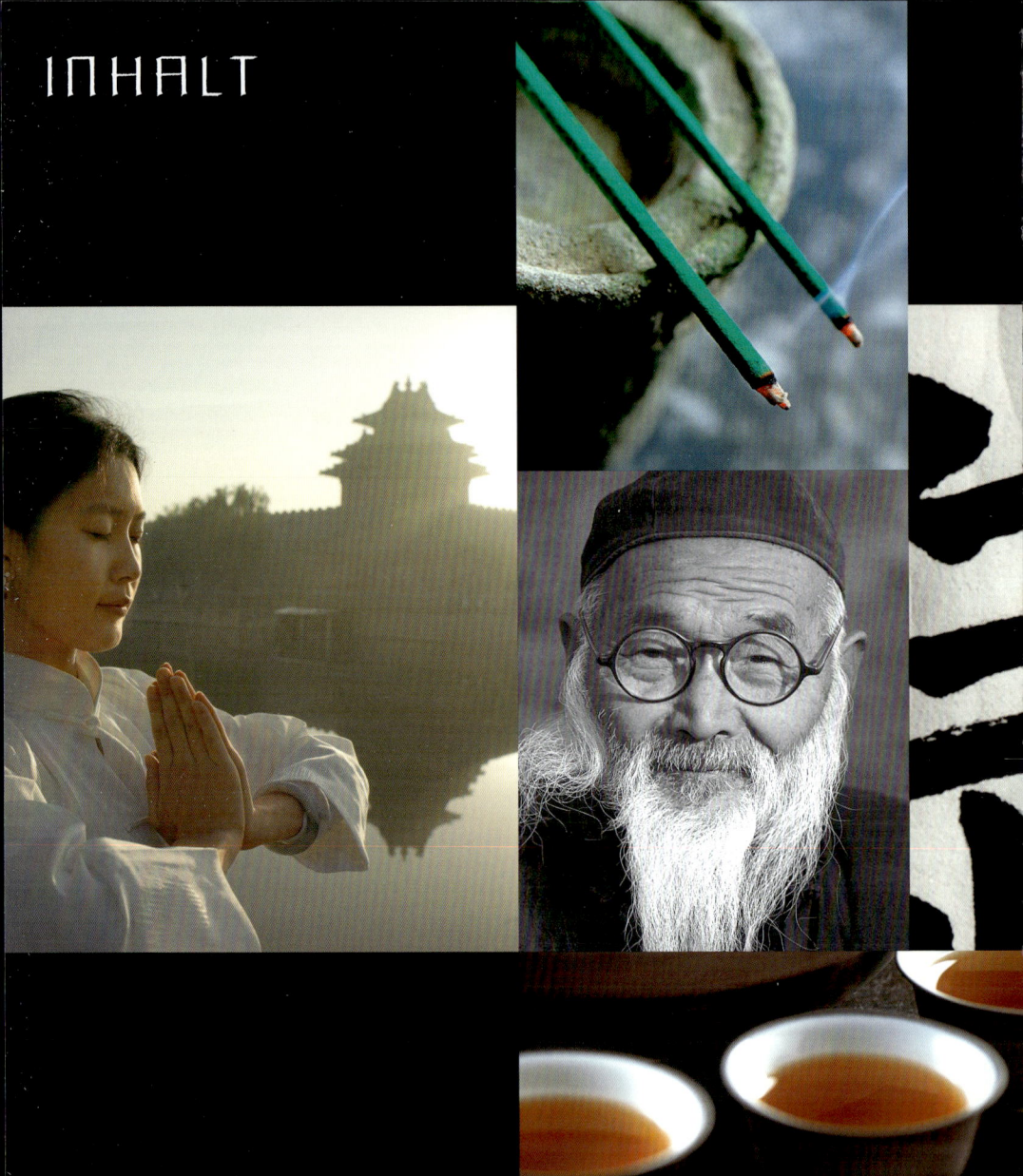

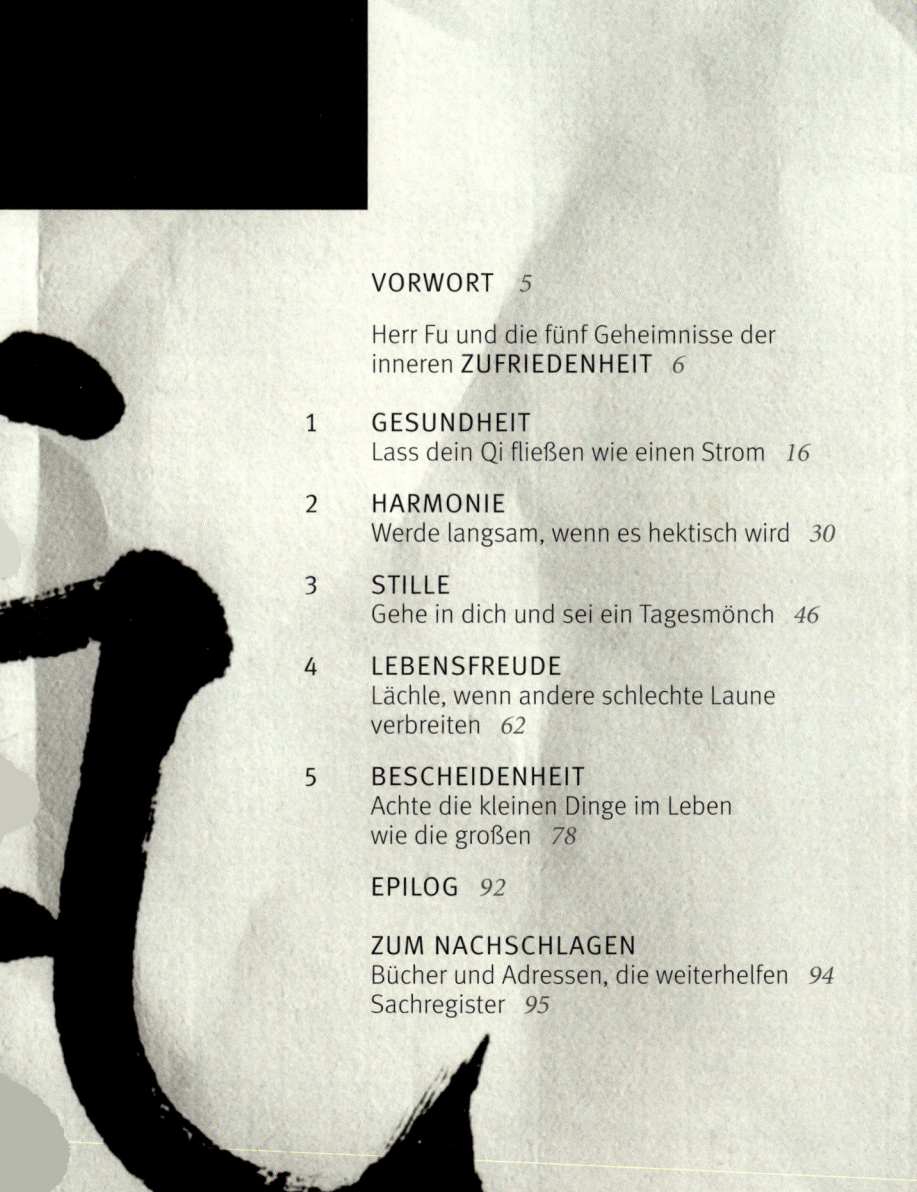

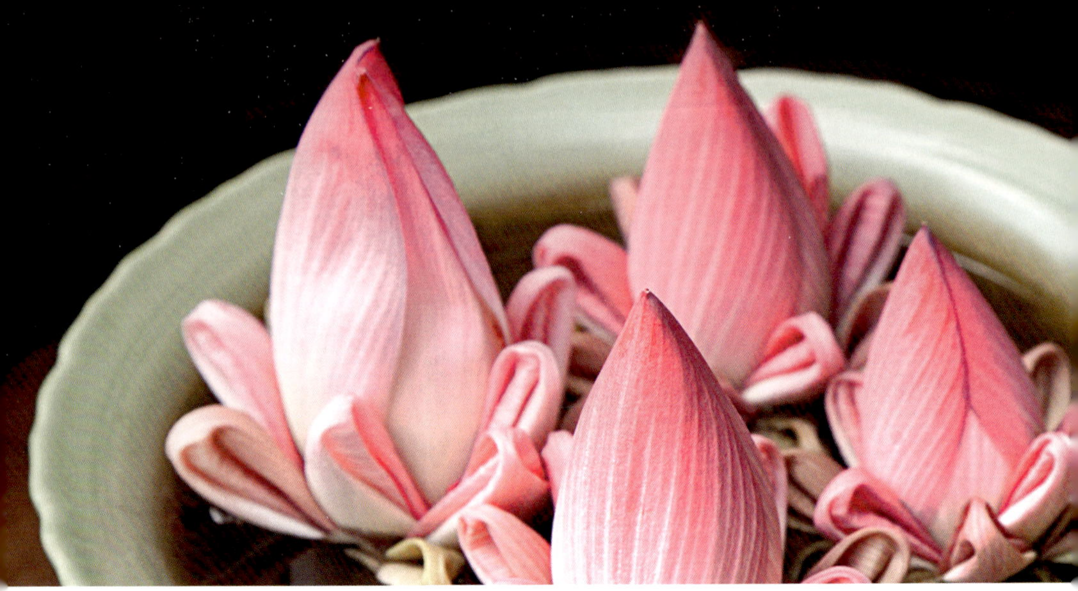

»Wohin du auch gehst, geh mit deinem ganzen Herzen.« (*Chinesisches Sprichwort*)

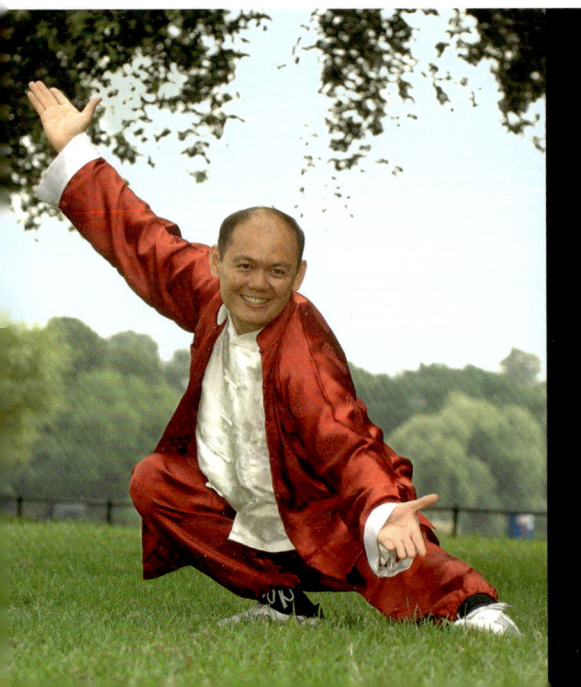

Awai Cheung wurde 1968 geboren und wuchs in Deutschland auf. Von Kindheit an hat er die asiatischen Bewegungskünste Kung-Fu, Taiji und Qigong bei chinesischen Großmeistern erlernt. Heute arbeitet er als Gesundheitsmanager für Firmen sowie als Personal Coach und hält Vorträge und Seminare über asiatische Bewegungslehren im In- und Ausland. Mittelpunkt seiner praktischen Arbeit sind Übungen zum Stressabbau, zur Bewegungsförderung und Vorbeugung. Zudem engagiert er sich für seine Themen als Buchautor, in Zeitungen, Fachzeitschriften und im Fernsehen.

Es gibt Glücksfälle, die unseren Lebensweg entscheidender prägen, als wir zunächst ahnen. Als ich acht Jahre alt war, reiste ich mit meiner Mutter zum ersten Mal nach Hongkong. Wir besuchten meine Tante, die Wushu-Meisterin war, eine Lehrmeisterin der traditionellen chinesischen Kampfkünste. Sie gab mir damals die ersten Unterweisungen darin. Zu Beginn lernte ich die Grundlagen der Disziplin, des Respekts und der Körperbeherrschung kennen. Und schon damals wurden mir Weisheiten wie »Der Weg ist das Ziel« und »Wenn du das Ziel kennst, dann gehe auch den Weg« beigebracht.

Als wir eines frühen Morgens im Park ältere Menschen sahen, die ähnliche Übungen machten, nur weitaus langsamer, lachte ich, aber meine Tante erklärte: »Auch du wirst diese langsamen Übungen lernen. Eines Tages wirst du verstehen, warum sie wichtig sind, und sie zu schätzen wissen.«

Heute widme ich mich ganz den langsamen Übungen und unterrichte selbst Qigong. Denn ich weiß: Wer die asiatische Bewegungslehre lebt, der bleibt geschmeidig wie ein Neugeborenes, kraftvoll wie ein Holzfäller und gelassen wie ein Weiser.

Lassen Sie sich nun die Geschichte eines jungen Mannes erzählen, der die fünf Geheimnisse der Zufriedenheit kennenlernte und fünf Qigong-Übungen, die sein Leben für immer veränderten. Es war sein Weg zu mehr Zufriedenheit und Glück. Und möglicherweise wird es auch Ihrer.

Awai Cheung

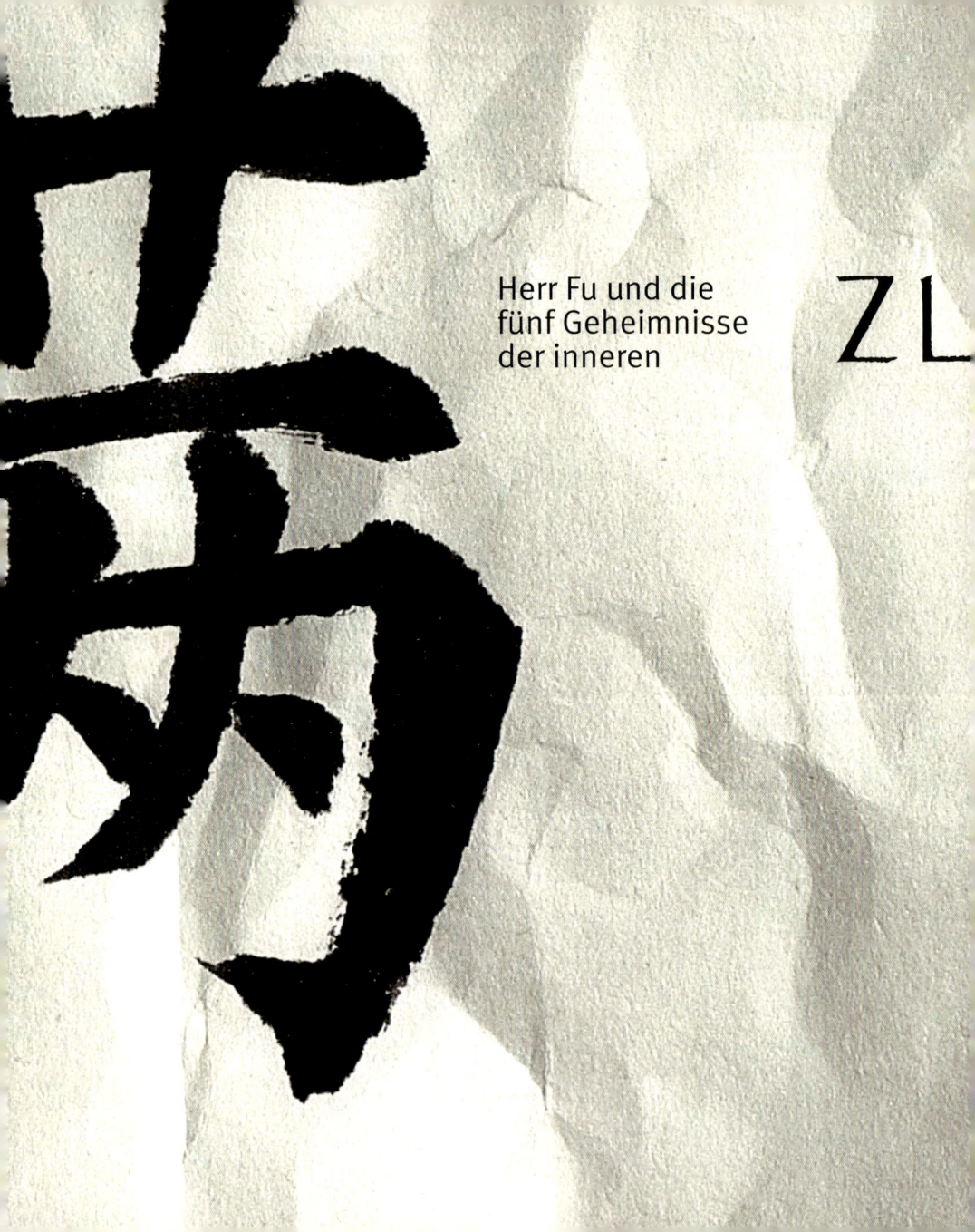

Herr Fu und die
fünf Geheimnisse
der inneren

ZL

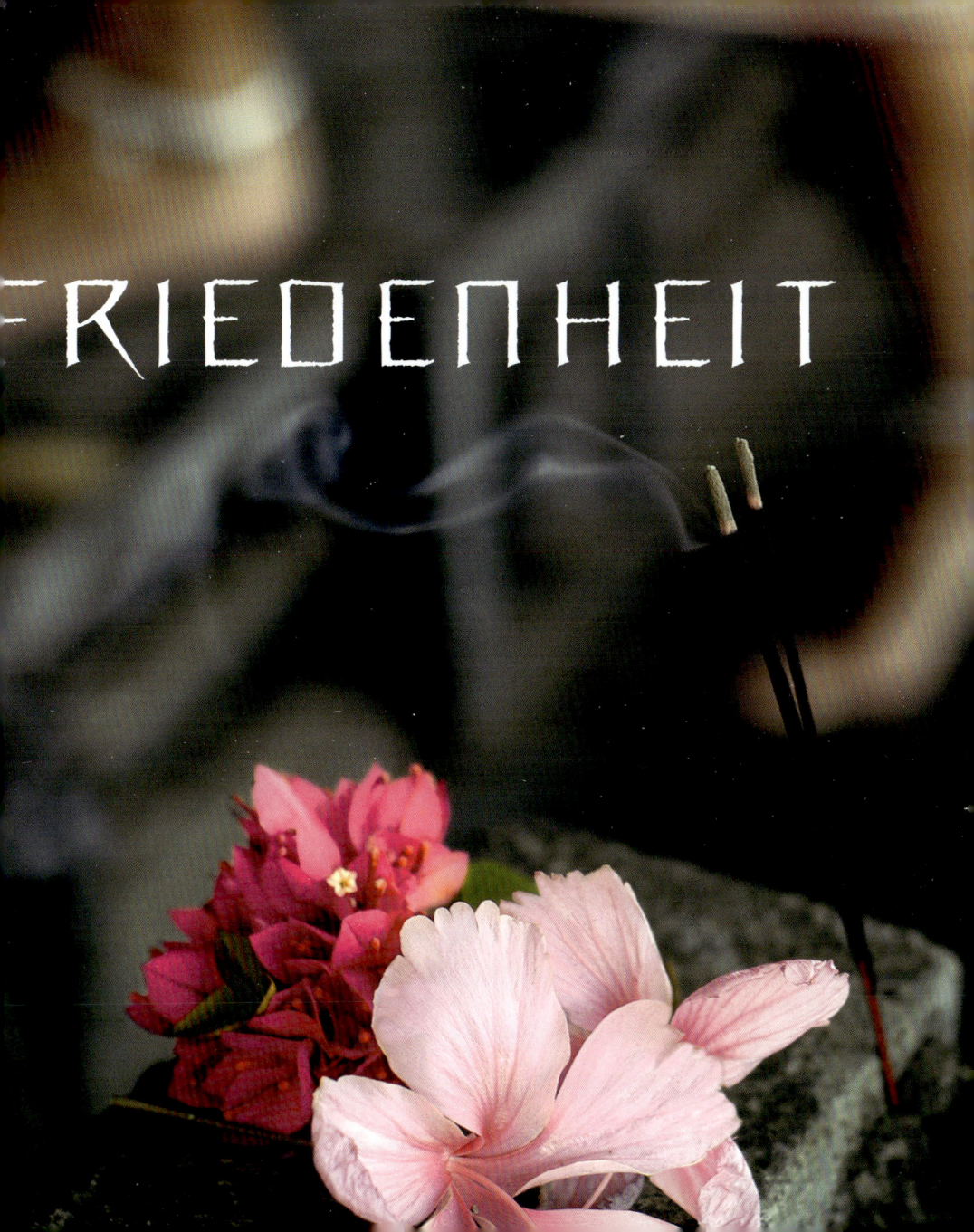

FRIEDENHEIT

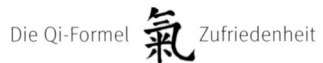

*»Mit einem scharfen Messer an einem Sommernachmittag
auf einem großen dunkelroten Teller in eine hellgrüne Wassermelone schneiden.
Ist das vielleicht nicht Glück?« (Jin Shengtan, 1610–1661)*

Ich habe mich immer schon gefragt, warum manche Menschen zufriedener sind und glücklicher wirken als andere. Und ich habe beobachtet, dass der Grad der Zufriedenheit nur in wenigen Fällen mit materiellem Reichtum einhergeht. Die glücklichsten Menschen, diejenigen, welche die größte Harmonie ausstrahlen, habe ich in meinem Heimatland China getroffen. Dort habe ich auch gelernt, was die Ursachen für eine tiefe, innere Zufriedenheit sind – von einem alten Mann, dem ich eines Tages zufällig über den Weg lief. Er erzählte mir viel über das Leben, über die Kunst der inneren Harmonie und was es bedeutet, auf einfachste Weise glücklich zu sein. Er erzählte von seiner Art, den großen und kleinen Problemen des Lebens zu begegnen und sie mit Leichtigkeit und einer Prise Humor zu meistern. Und ich lerne immer noch dazu. Denn das Lernen, sagt Herr Fu, ist wie Rudern gegen den Strom: Sobald man aufhört, treibt man zurück.

HERR FU ÜBT IM PARK

Ich begegnete Herrn Fu zum ersten Mal bei einem meiner morgendlichen Spaziergänge im Park. Die Sonne wärmte mein Gesicht, die Luft war erfrischend und klar, und ich genoss die Morgenstille. Ich schlenderte gerade an einem Teich mit bunten Koi-Karpfen vorbei, als ich ihn auf einer Brücke sah. Herr Fu übte Qigong, und ich betrachtete fasziniert seine bedächtigen,

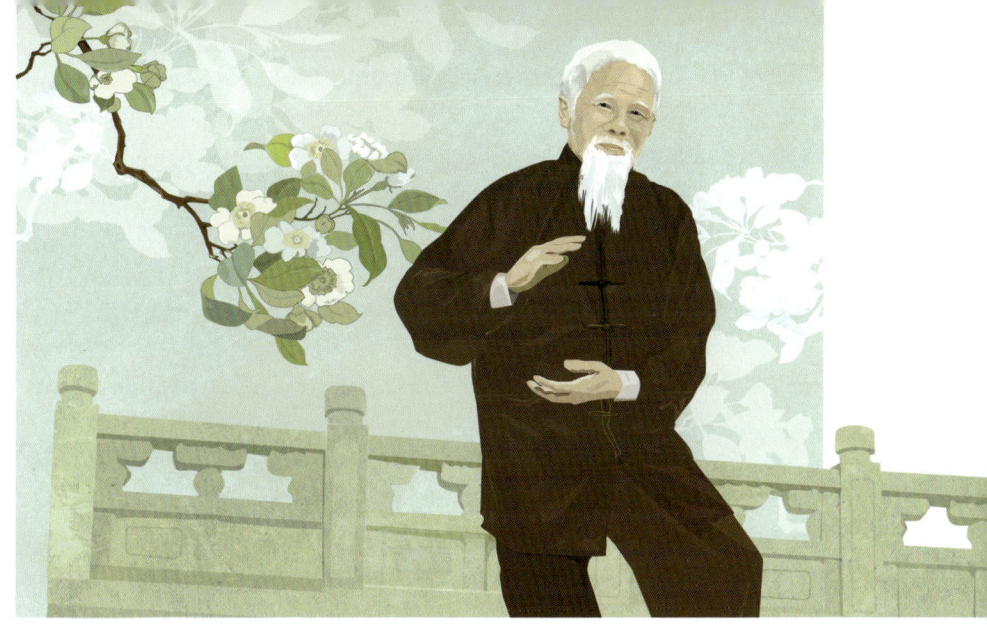

fließenden Körperbewegungen, die so geschmeidig und elegant wirkten wie der Flügelschlag eines Silberkranichs am Ufer des Poyang-Sees. Herr Fu war klein und schlank, hatte einen langen weißen Bart, und die tiefen Falten in seinem rundlichen, freundlichen, bronzefarbenen Gesicht verrieten ein hohes Alter. Er trug einen einfachen braunen, traditionellen chinesischen Anzug mit weißen Ärmelaufschlägen.

Als er mich bemerkte, beendete er seine Übung und sah mich an, als hätte er auf mich gewartet. »Ein wunderbarer Morgen, nicht wahr? Was halten Sie davon, mich ein Stück auf meinem Weg zu begleiten, mein junger Freund?« Bevor ich etwas erwidern konnte, lief er schon mit forschem Schritt voran, und mir blieb nichts anderes übrig, als ihm zu folgen. Ich wollte mich entschuldigen und erklärte ihm gestikulierend, dass es nicht meine Absicht gewesen sei, ihn bei seinen morgendlichen Übungen zu stören, und dass er mich offensichtlich mit jemandem verwechsele. Aber er reagierte gar nicht auf meine Ausführungen, sondern lief unbeirrt weiter, und ich musste aufpassen, dass ich mit ihm Schritt hielt.

Obwohl wir uns nie zuvor gesehen hatten, kam es mir vor, als wäre ich mit dem alten, kleinen Mann schon seit Langem vertraut. Er strahlte etwas Besonderes aus: eine tiefe innere Ruhe, Zufriedenheit und Harmonie.

Ich folgte ihm bis zu einer großen Freifläche mitten im Park, wo zahlreiche junge und alte Menschen ihren Frühsport einzeln oder in kleinen Gruppen praktizierten. Die meisten trugen legere Kleidung oder farbige Trainingsanzüge, einige noch ihr Schlafgewand und Baumwollschlappen. Aus mitgebrachten Gettoblastern schallte lautstark blecherne Musik – hier Popmusik, dort traditionelle Opernklänge. Dazu bewegten sich die Leute nach einstudierten Choreografien, gymnastisch, tänzerisch, oder sie übten Taiji und Qigong. Es herrschte eine fröhliche, entspannte Atmosphäre.

»Ich komme fast jeden Tag hierher«, erzählte Herr Fu und füllte seine Lungen mit einem tiefen Atemzug. »Wegen der frischen Luft und weil Bewegung und Körperertüchtigung nicht nur gut für meine Gelenke sind. Es erquickt auch mein Gemüt und ist wie Balsam für meine Seele. Laotse sagt: ›Das Biegsame besiegt das Harte, das Schmiegsame besiegt das Starke.‹ Eine vortreffliche Art, den Tag zu beginnen, finden Sie nicht?«

Ich nickte zustimmend, fragte mich aber, weshalb er mich an diesen Platz geführt hatte. Herr Fu schien zu wissen, was ich dachte:

»Mein junger Freund. Ich glaube, Sie sind auf der Suche nach etwas, das Ihnen Ruhe, Einkehr und Wohlbefinden verschafft. Sie sehnen sich danach, glücklicher und zufriedener zu sein. Habe ich recht?«

»Woher wissen Sie das?« Verfügte dieser Mann über telepathische Kräfte? Herr Fu lachte kurz auf. »Sie sehen mich an, als hätte ich Ihre Gedanken gelesen. Dabei ist es wohl nur meinem fortgeschrittenen Alter geschuldet, dass ich über eine gute Menschenkenntnis verfüge und über eine ausgeprägte Beobachtungsgabe. Nur wer genau hinsieht, kann tiefer blicken und entdecken, was unter der Oberfläche verborgen liegt. Als ich Sie vorhin sah, wirkten Sie etwas müde und erschöpft, und ich habe auch eine gewisse innere Unruhe bemerkt. Ich konnte es in Ihren Augen lesen.«

Irritiert blickte ich in sein Gesicht, das eine Wärme und Fröhlichkeit ausstrahlte, wie ich sie noch nie bei einem Menschen wahrgenommen hatte. Verschmitzt lächelte er mich an und sagte: »Wir haben einander noch gar nicht vorgestellt. Mein Name ist Fu. Fu – wie das Glück.«

HERR FU ERZÄHLT AUS SEINEM LEBEN

Wir setzten uns auf eine Holzbank unter dem schattigen Dach eines kleinen roten Pavillons, der mit rosa-weißen Blumenblüten und goldenen Drachenornamenten verziert war. Der alte Herr erzählte mir, dass er einen kleinen Vogel besitze, den er gerne an der frischen Luft spazieren trage, und dass er oft nach seinen Übungen im Park in die Teestube gehe, um alte Bekannte zu treffen und dabei eine Tasse erfrischenden grünen Tee zu trinken.

»Ich bin 88 Jahre alt. Seit mehr als 50 Jahren gehe ich jeden Morgen in diesen kleinen Stadtpark«, berichtete Herr Fu. »Und ich bin nicht allein, wenn ich meine täglichen Qigong-Übungen mache. Ich treffe immer Gleichgesinnte im Park. Die meisten kenne ich schon seit vielen Jahren.«

Nur einmal, sagte Herr Fu, habe er seine Übungen ausgesetzt – eine ganze Woche lang, als seine Frau gestorben war. Früher sei er Besitzer eines Antiquitätenladens gewesen, heute bekomme er eine kleine Rente, habe freundliche Nachbarn, die sich um ihn kümmerten, und ein altes Fahrrad, das manchmal quietsche und klappere. Er lebe ein recht bescheidenes Leben,

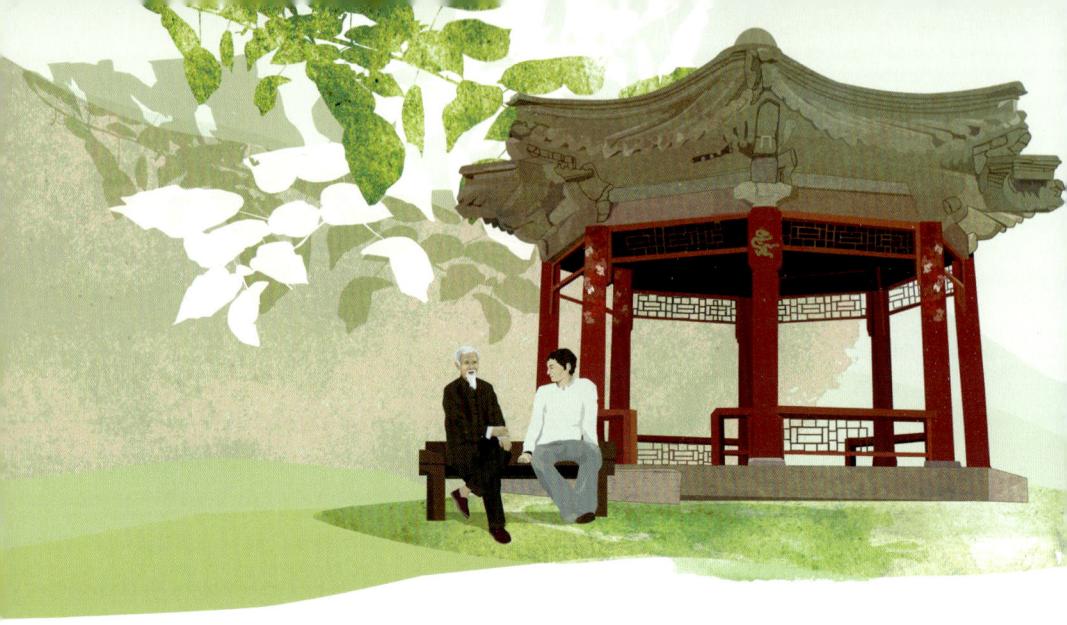

erzählte er, ohne große Ansprüche. Dennoch machte er auf mich einen ausgesprochen zufriedenen Eindruck. Und er lachte, als ich ihn fragte, warum er so zufrieden wirke und was das Geheimnis seiner Lebensfreude sei.

EINE FORMEL FÜR GLÜCK

»Lebensfreude, glücklich sein – für jeden bedeutet es etwas anderes. Aber für mich gibt es ein einfaches Rezept, das ich vor langer Zeit in einem alten Tagebuch entdeckt habe: die Qi-Formel.«

»Die Qi-Formel? Was ist das? Eine mathematische Formel für innere Zufriedenheit?« Ich überlegte skeptisch, ob es möglich wäre, die Lebensfreude eines Menschen mithilfe einer Formel zu errechnen.

Herr Fu schüttelte aber nur den Kopf: »Die Qi-Formel hat nichts mit Mathematik oder dergleichen zu tun, sondern mit dem Verständnis und dem Bewusstsein für die Zusammenhänge zwischen Körper, Geist und Seele.

Sie benennt die inneren Schätze, die uns helfen, zufriedener und glücklicher zu sein. Die Formel ist leicht zu merken: Man kann sie an den Fingern einer Hand abzählen.« Er hielt eine Hand hoch und deutete jeweils auf einen Finger, angefangen beim Daumen: »Die fünf Geheimnisse lauten: Gesundheit, Harmonie, Stille, Lebensfreude und Bescheidenheit«, und wies zuletzt auf den kleinen Finger. »Darüber hinaus gibt es Bewegungsübungen, die das Qi, unsere Lebensenergie, stärken und wieder ins Gleichgewicht bringen.«

»Von ›Qi‹ habe ich nur eine vage Idee. Können Sie mir das näher erklären?«

QI – DER STOFF DES LEBENS

Herr Fu wippte ein wenig hin und her. »Qi fließt durch unseren Körper. Wir benötigen es zum Beispiel, um zu denken oder um Arme, Hände, Beine, Füße in alle Richtungen zu bewegen.« Er streckte seine Arme aus, als wolle er wie ein Vogel davonfliegen.

»Woher kommt denn die Energie?«, wollte ich wissen.

Herr Fu senkte die Arme. »Nun, es gibt verschiedene Formen von Qi-Energie. Qi ist der Stoff des Lebens. Qi befindet sich in der Luft, die wir atmen, und in der Nahrung, die wir essen. Und dann gibt es auch noch Qi, das uns bei unserer Geburt mitgegeben wurde.«

»Ich verstehe«, sagte ich, »dann ist Qi gewissermaßen ein Begriff für verschiedene Substanzen: der Sauerstoff in der Luft, die Vitamine und Mineralstoffe in der Nahrung oder die Gene, die wir von unseren Eltern erben.«

Herr Fu lachte, und es war offensichtlich die Art meiner Erklärung, die ihn belustigte. Aber zumindest konnte ich mir schon besser vorstellen, was dieses Qi bedeutete. »Und die Übungen im Park – ich glaube, die beeinflussen auch die Körperenergie, nicht wahr?«

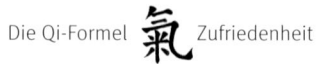

Herr Fu nickte. »Schon ein paar einfache Qigong-Übungen fördern den Qi-Fluss im Körper.«

Ich fragte ihn, ob auch Gegenstände über Qi verfügten und ob sie diese Energie abgeben könnten.

»Qi durchdringt das ganze Universum«, sagte er. »Es steckt in allen Dingen: in den Steinen, in der Erde, in den Pflanzen. Sogar ein Raum kann über gutes und schlechtes Qi verfügen. Blumen in einem Bürozimmer erzeugen positive Energie, wohingegen Unordnung, allgemeine Disharmonie und spitze Gegenstände für schlechtes Qi sorgen. Können Sie mir folgen?« Herr Fu krempelte seine Ärmel hoch, denn es wurde allmählich wärmer.

»Sicher! Ein Gummibaum ist top, ein chaotischer Schreibtisch flop.«

Herr Fu spitzte die Lippen. »Ja, so in etwa«, sagte er.

FÜNF ELEMENTE UND DAS LEBEN

Mir war aufgefallen, dass Herr Fu die Zahl Fünf mehrmals genannt hatte.

»Die Zahl Fünf besitzt tatsächlich eine wichtige Bedeutung in der chinesischen Philosophie«, erklärte Herr Fu. »Erinnern wir uns beispielsweise an die fünf Tugenden des Konfuzianismus, die da lauten Aufrichtigkeit, Rechtschaffenheit, Weisheit, Sittlichkeit und Liebe. Oder denken Sie an das Konzept der ›Fünf Elemente‹ – Holz, Feuer, Wasser, Erde und Metall. Die Elemente beschreiben den Kreislauf des Lebens, das heißt, durch sie wird erklärt, wie alle Dinge in der Natur auseinander hervorgehen und sich verändern. Ein Beispiel: Die Elemente kontrollieren sich gegenseitig – Wasser löscht Feuer; Feuer schmilzt Metall; Metall, wie eine Axt, spaltet Holz; Holz und Pflanzen halten mit den Wurzeln die Erde; die Erde saugt Wasser auf. Die Fünf steht in der Zahlensymbolik stellvertretend für das ›Leben‹.«

»Das klingt interessant«, sagte ich. »Vor allem würde ich aber gerne mehr über die Qi-Formel erfahren. Kann jeder die innere Zufriedenheit erlernen?«

»Wir tragen sie alle in uns, von Anfang an. Aber manchmal geht sie uns verloren. Wir verlieren die wirklich wichtigen Dinge im Leben aus dem Blick. Und wir müssen danach suchen, was uns wieder glücklich macht.«

»Ich glaube, es liegt daran, dass die Welt so hektisch und voller Stress ist. Nur kann ich das nicht ändern. Ich kann mich ja nicht einmal selbst ändern.«

Herr Fu schüttelte den Kopf. »Veränderung ist das Leben. Konfuzius sagt: ›Wer ständig glücklich sein möchte, muss sich oft verändern.‹«

Eine Weile saßen wir schweigend da. Herr Fu schaute zum Himmel hinauf, wo ein paar weiße Schäfchenwolken vorüberzogen.

»Wenn du dich ändern willst«, sagte Herr Fu schließlich, »dann wage es, jeden Tag einen kleinen Schritt zu tun. Der Mann, der den Berg abtrug, war derselbe, der anfing, kleine Steine wegzutragen. Was zählt, mein junger Freund: Habe Freude, sei neugierig, genieße das Leben, nicht erst morgen, sondern schon heute.«

Ich zögerte nicht lange. »Würden Sie mich einweihen in das Geheimnis der Qi-Formel? Ich möchte alles darüber erfahren. Erzählen Sie mir bitte alles.«

Herr Fu lachte. Ein herzliches, helles Lachen. »Ein wenig Geduld! Auch der Weg zur Meisterschaft besteht aus Geduld, Beharrlichkeit und Ausdauer. Im Moment verspüre ich einen kleinen Hunger. Ich kenne ein beliebtes Restaurant am Ende des Parks. Lassen Sie uns dort eine Kleinigkeit essen. Sie sind jung, Sie müssen viel essen. Und Sie erzählen mir von sich, einverstanden?«

»Wer neu anfangen will, soll es sofort tun, denn eine überwundene Schwierigkeit vermeidet hundert neue.« (Konfuzius, 551–479 v. Chr.)

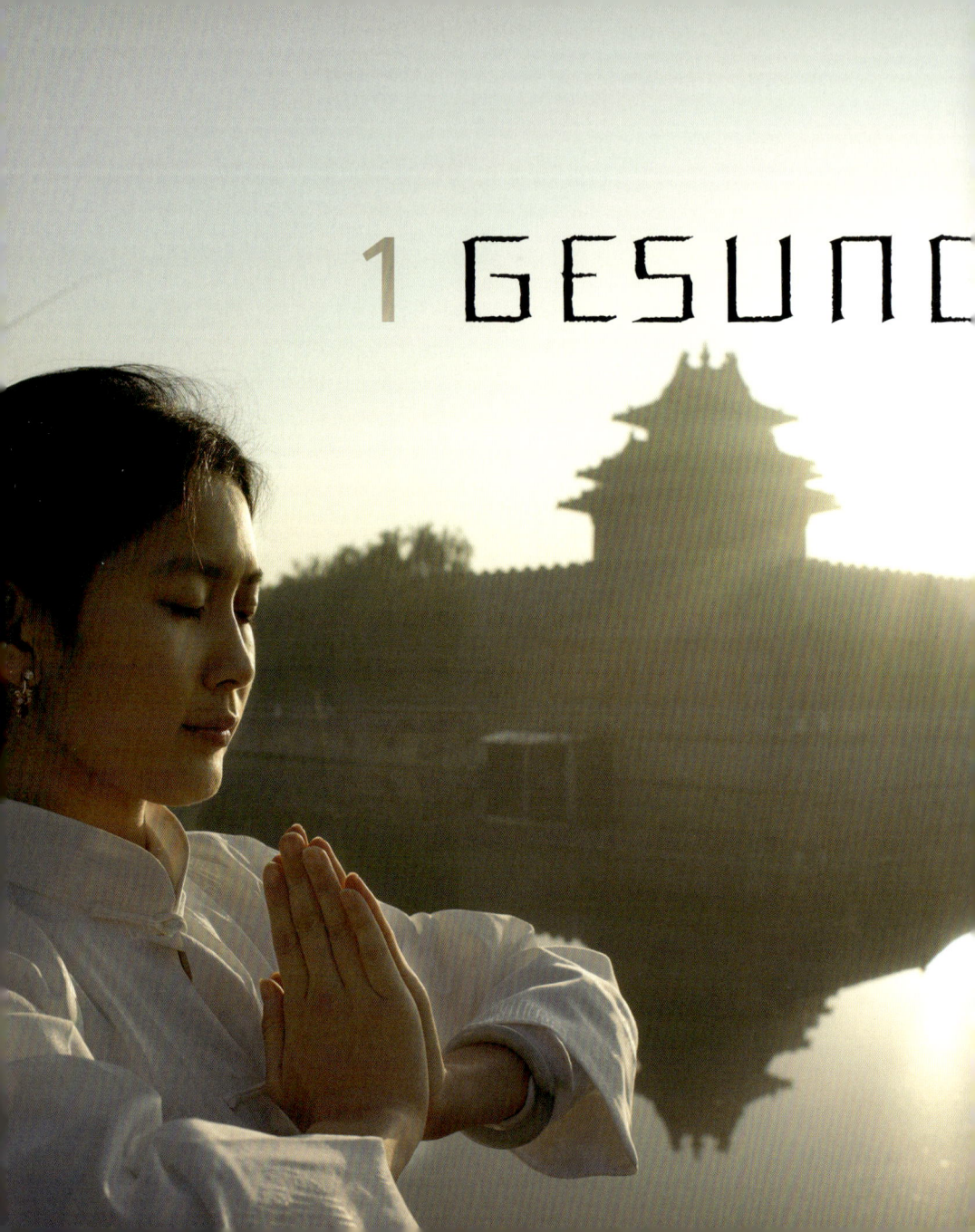

1 GESUND

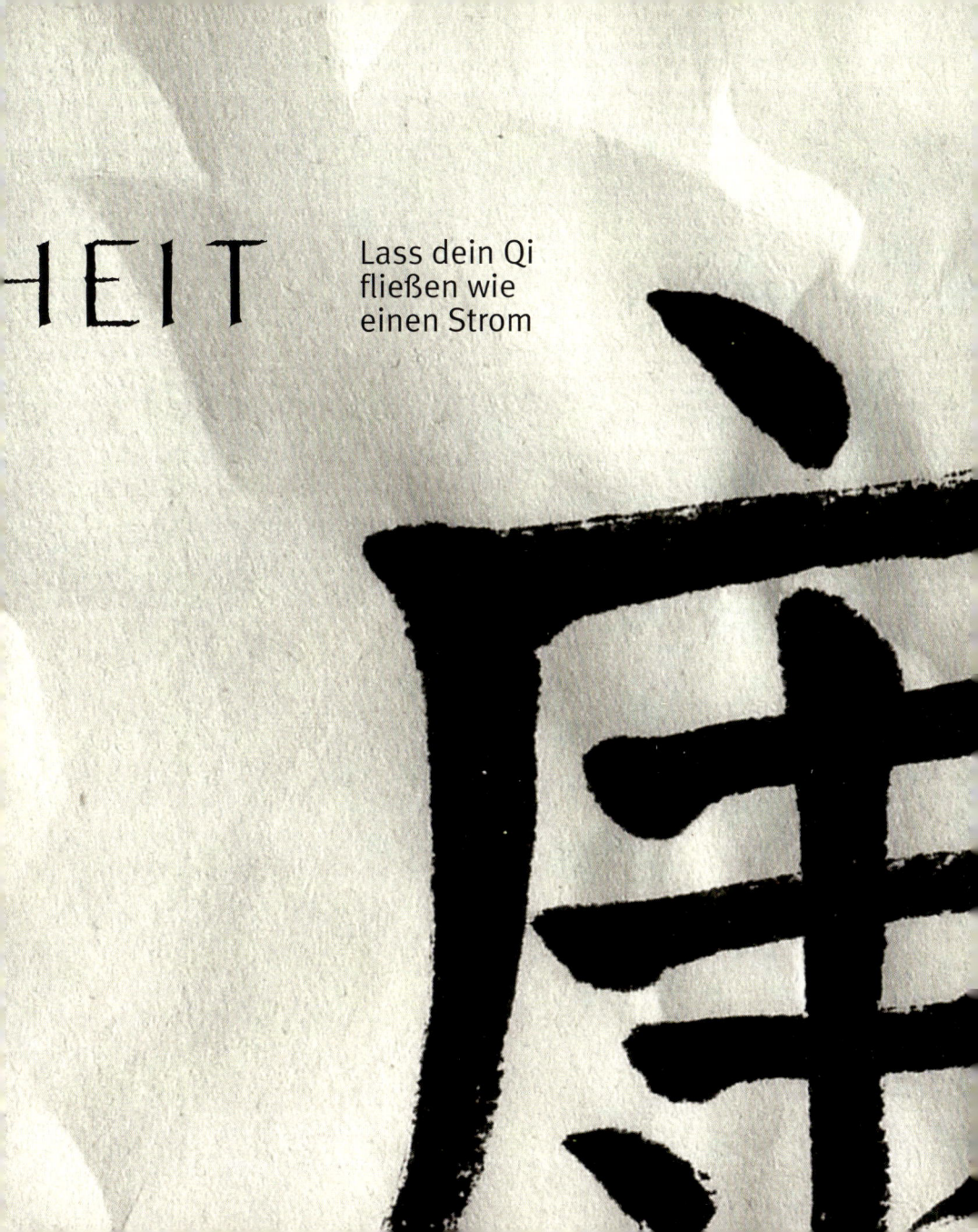

HEIT

Lass dein Qi
fließen wie
einen Strom

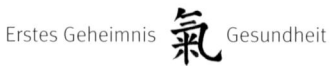

»Wer seinen Körper mehr achtet als die Herrschaft über das Reich,
dem kann das Reich anvertraut werden.
Wer seinen Körper mehr liebt als die Herrschaft über das Reich,
dem kann das Reich übergeben werden.«
(Laotse, 6. Jh. v. Chr.)

In der »Lotospagode«, dem Restaurant am Park, herrschte bereits zu dieser frühen Stunde emsiges Treiben. Flinke Kellnerinnen steuerten ihre Servierwagen von Gast zu Gast. Großfamilien mit Kindern saßen auf rot gepolsterten Holzstühlen an runden Tischen mit gelben Tischtüchern und klapperten mit den Stäbchen. Man unterhielt sich lautstark, und zwischen all der Hektik und dem Lärm warteten wir auf den nächsten freien Tisch. Wir hatten Glück – die Empfangsdame im roten, knöchellangen traditionellen Satinkleid wies uns bald einen Tisch zu. Sofort eilte eine Bedienung herbei, um das benutzte Geschirr durch neues zu ersetzen.

Herr Fu zückte einen Bleistift und kreuzte auf einem Bestellzettel verschiedene Speisen an, als würde er einen Lottoschein ausfüllen. Wir bestellten auf diese Weise eine Kanne grünen Tee und eine Auswahl an Dim Sum, den kleinen Köstlichkeiten fürs Herz, die in Bambuskörbchen gereicht werden: Hefeteigklöße mit Schweinefleischfüllung und Bambus, gedämpfte Krabbenteigtaschen, Rippchen in Pflaumensoße, süße Sesambällchen mit Lotospaste und Nudelsuppe. Nur eine Kleinigkeit, wie Herr Fu meinte, und er bestand darauf, dass ich sein Gast sei. Als ich ihm sagte, dass ich das nicht annehmen könne, lächelte er vergnügt und erklärte mir, es sei heute ein besonderer Tag und eine Ehre für ihn, mich einzuladen.

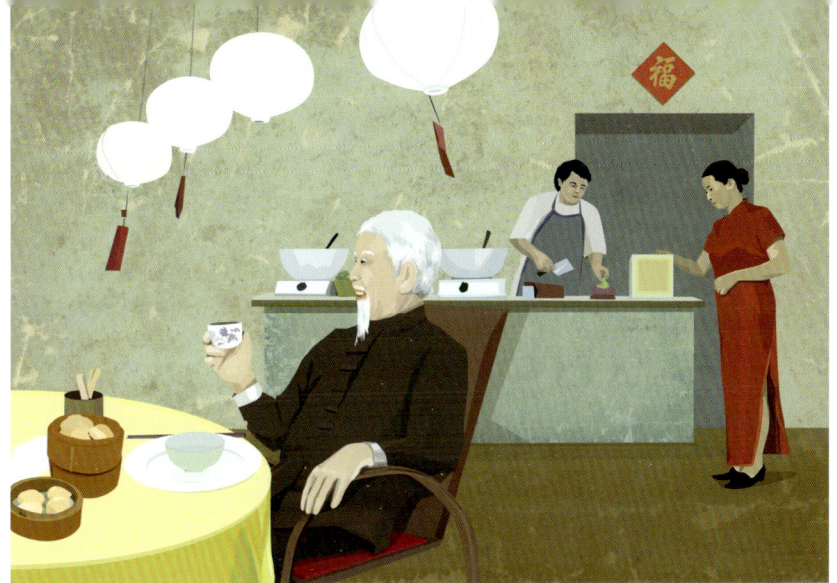

WIE HERR FU GESUNDHEIT DEFINIERT

Während wir auf das Essen warteten, erzählte ich Herrn Fu, dass meine Eltern ursprünglich aus China stammten, ich aber in Europa aufgewachsen sei. »Ich bin zum ersten Mal auf Geschäftsreise in Asien und habe mich entschieden, für ein paar Tage nach China zu reisen, um Verwandte zu besuchen und mir ein Bild von diesem riesigen Land zu machen.«

Ich zählte die verschiedenen Stationen meiner Reise auf, und diese war meine letzte. Bis zum Heimflug blieben noch fünf Tage – die wollte ich so gut wie möglich nutzen, um mir einige Sehenswürdigkeiten anzuschauen.

»Erzählen Sie mir von Ihrer Arbeit«, bat mich Herr Fu und lehnte sich auf seinem Stuhl zurück.

Ich seufzte. »Ich arbeite als Junior-Assistent in der Marketingabteilung eines internationalen Unternehmens, das Industrieprodukte herstellt«, antwortete ich und spielte nervös mit den Fingern. »Es ist nicht leicht, Beruf und Frei-

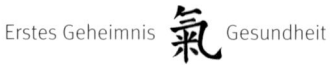

zeit unter einen Hut zu bringen. Die viele Arbeit, der Leistungsdruck …
Es ist ja nicht so, dass mir die Arbeit nicht gefällt, aber mein Leben hat sich
in der letzten Zeit sehr verändert. Die Konkurrenz ist groß, Fehler kann
man sich nicht erlauben. An manchen Tagen fühle ich mich müde und aus-
gelaugt, finde aber kaum Schlaf. Und vielen meiner Kollegen geht es nicht
besser. Sie leiden unter Schmerzen, hohem Blutdruck oder Burn-out.«
»Sie sind – durchgebrannt?«, fragte Herr Fu und zog die Augenbrauen hoch.
»Ausgebrannt«, sagte ich grinsend, »im übertragenen Sinne.«
Herr Fu stützte die Arme auf den Tisch. »Wenn der Körper schmerzt und
erschöpft ist, weil man sich zu wenig bewegt, sich schlecht ernährt und
dabei das eigene Qi vernachlässigt, dann sollte man darüber nachdenken,
was man falsch macht«, sagte er, ohne dabei belehrend zu wirken. »Laotse
sagt: ›Neben der edlen Kunst, etwas zu erledigen, gibt es die nicht minder
edle, Dinge ungetan zu lassen.‹ In den meisten Fällen handelt es sich also
nicht um ein unlösbares Problem, mein junger Freund. Nur: Von selbst verschwinden Probleme nicht. Sie verschwinden auch nicht durch Reden. Sie
verschwinden allein durch Taten. Bewege dich, statt acht Stunden zu sitzen.
Denn nur wer sich bewegt, kann etwas bewegen.«
»Mein Büro ist klein«, sagte ich lächelnd, »aber immerhin laufe ich dort ge-
legentlich auf und ab und denke nach. Ich sollte aber wohl noch etwas mehr
für meine Gesundheit tun …«

»Wenn zehn Dinge getan werden müssen, aber nur Zeit für sechs ist,
wählt der weise Mensch die richtigen sechs aus
und macht sich keine Sorgen über die vier, auf die er verzichten musste.«
(Buddha, 5. Jh. v. Chr.)

»Eine gute Idee«, sagte Herr Fu und vollführte mit seinen Armen einen großen Kreis. »Bleiben Sie beweglich, biegsam und schmiegsam, so besiegen Sie das Harte und das Starke. Was bedeutet Gesundheit für Sie?«

»Nicht krank zu sein.«

Herr Fu sah nachdenklich aus. »Denken Sie wirklich, Gesundheit sei nur die Abwesenheit von Krankheit?«, fragte er mich, worauf ich nur mit den Achseln zuckte. »Lassen Sie es mich anders definieren: ›Gesundheit heißt, sich wohlzufühlen, sich frei bewegen zu können, guten Appetit zu haben und daher keinen Arzt aufsuchen zu müssen.‹ Diese Worte stammen nicht von mir, sondern von Mahatma Gandhi, auch bekannt als die ›Große Seele‹.«

SEI BIEGSAM WIE DER BAMBUS

Die Bedienung eilte herbei und brachte den Tee, dampfende Klößchen und Suppe und stellte alles vor uns auf den Tisch. Und so flink, wie sie gekommen war, war sie auch schon am nächsten Tisch.

»Greifen Sie zu, mein Freund, und probieren Sie von allem«, sagte Herr Fu, und ich nahm die Essstäbchen aus der Papierhülle. Die gefüllten Klöße schmeckten vorzüglich, die Bambussprossen waren knackig und frisch.

»Sie mögen wohl Bambus?«, fragte Herr Fu und nippte an seinem Tee. Ich bejahte, worauf Herr Fu seine Essstäbchen genauer betrachtete. Sie waren nicht aus Holz oder Plastik, sondern aus Bambus.

»Wussten Sie, dass jedes Jahr 45 Milliarden Einwegstäbchen aus Bambus hergestellt werden?«

Da ich gerade mit einer langen Nudel kämpfte, schüttelte ich nur den Kopf.

»Bambus ist eine erstaunliche Erfindung der Natur«, fuhr Herr Fu fort. »Wir verwenden seine Stängel, Blätter, Wurzeln und Sprösslinge. Wir können ihn

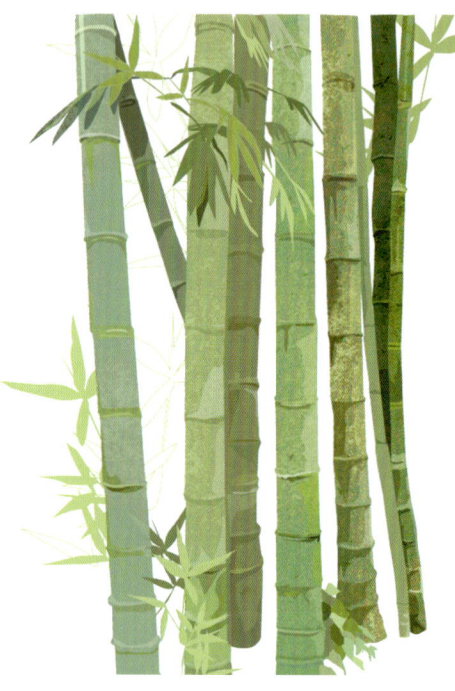

auf vielerlei Arten zubereiten, kochen, braten, man kann aus ihm Zucker gewinnen oder sogar Arzneien herstellen. Er lässt sich zu diversen Nutzgegenständen verarbeiten: zu praktischen Bambusstäbchen oder kleinen Dampfgartöpfchen. Kluge Erfinder entwickelten aus diesem einzigartigen Gewächs Papier, man stellt Tische her, Flöten, Fächer, Tabakspfeifen oder Seile. Bauarbeiter spazieren auf Baugerüsten aus Bambus.«

Ich stellte mir vor, wie es wohl wäre, auf einem solchen Gerüst herumzuklettern, das aussah wie ein Gestell aus überdimensionalen Streichhölzern. Mir wurde bei dem Gedanken ganz schwindelig. »Was macht den Bambus so stabil?«, fragte ich.

»Der Bambus ist innen hohl und deshalb sehr flexibel«, erklärte Herr Fu. »Er ist so biegsam, dass er auch bei starkem Wind nicht gleich zerbricht. Deshalb galt er bei den frühen Gelehrten als Symbol für Standfestigkeit, Aufrichtigkeit, eine gute Gesundheit und ein langes Leben.«

Ich sah die Essstäbchen in meiner Hand plötzlich in einem anderen Licht. Und ich stellte mir vor, wie ich einen baumhohen, grünen Bambushain durchstreifte – so wie der einsame, maskierte Schwertkämpfer in dem traditionellen Kung-Fu-Film, der vor einigen Tagen im Fernsehen gelaufen war. Wäre ich nur so stark und biegsam wie der Bambus, dachte ich und merkte, wie sich meine Verspannungen im Rücken meldeten.

HEISSES UND KALTES – YIN UND YANG

Der Tee in der Kanne war langsam zur Neige gegangen, und die Bedienung hatte gerade einen zweiten Aufguss gemacht. Als ich Herrn Fu nachschenken wollte, war ich kurz unaufmerksam. Der Deckel verrutschte, und ich schüttete vor Schreck den heißen Tee über meine linke Hand.

»Sie sollten Ihre Hand mit kaltem Wasser kühlen«, sagte Herr Fu besorgt.

»Nein, nicht nötig«, beteuerte ich, denn zum Glück war das Wasser nicht kochend heiß gewesen, wie es bei der Zubereitung von chinesischem Tee üblich ist, und ich pustete nur kurz auf die Stelle meines Handrückens, die sich rot färbte.

»Heißes braucht Kaltes, Kälte braucht Wärme. Das ist Yin und Yang. Sollen wir Ihnen nicht besser ein paar Eiswürfel bringen lassen?«, meinte Herr Fu, aber ich wiederholte, dass es nicht so schlimm sei. Nicht mal eine Brandblase schien sich zu bilden.

»Es geht schon. Danke. Aber was meinten Sie eben mit Yin und Yang? Das sind doch Gegensätze, nicht wahr? So wie heiß und kalt. Ich habe schon darüber gelesen.«

Herr Fu biss genüsslich in einen Teigkloß und nahm einen Schluck Tee, bevor er antwortete. »Yin und Yang sind tatsächlich Gegensätze, wie zum Beispiel dunkel-hell, langsam-schnell, weiblich-männlich, schwach-stark. Yin verbinden wir mit dem Winter: Kälte, Dunkelheit, Passivität, das Absteigende, Innere, das In-sich-Ruhende. Yang hingegen mit dem Sommer: Helligkeit, Wärme, Bewegung, Aktivität, das Aufwärtsstrebende.«

»Sind Yin und Yang feste Zustandsformen, die immer gleich bleiben?«

»Nein, Yin und Yang sind keine festen Zustände, sie ändern sich, ergänzen sich im Sinne von Wandel und Gleichgewicht. Man darf sie nicht isoliert

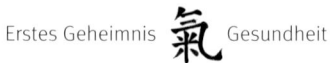

betrachten, sondern im Verhältnis zueinander. In jedem Yang steckt ein Stück Yin und umgekehrt. Ich erkläre Ihnen das an einem Beispiel: Stellen Sie sich zwei Eimer mit Wasser vor. In dem einen ist sehr kaltes, in dem anderen sehr heißes Wasser. Schüttet man von jedem etwas in einen dritten Eimer, erhält man lauwarmes Wasser, eine Mischung aus einem Teil Yin und einem Teil Yang. Je mehr Yin dazukommt, desto kühler wird das Wasser. Je mehr Yang hinzukommt, desto heißer wird das Wasser.«

»Aber«, wandte ich ein, »das heiße Wasser besteht doch nur aus Yang.« Herr Fu lachte. »Das Yang-Element überwiegt, aber mit der Zeit kühlt das Wasser ab, und das Yin-Element nimmt zu. Vor vielen Hundert Jahren schon hat der Denker Zhou Dunyi dies treffend zum Ausdruck gebracht: ›Hat die Bewegung ihr Äußerstes erreicht, dann kehrt sie zurück zur Stille. Die Stille erschafft das Yin. Hat die Stille ihr Äußerstes erreicht, dann kehrt sie zurück zur Bewegung. Bewegung und Stille wechseln einander ab und erzeugen einander.‹«

»Fällt Ihnen noch ein anderes Beispiel für Yin und Yang ein, Herr Fu?« »Yin und Yang kommen auch in Nahrungsmitteln vor. Haben Sie schon einmal frischen Ingwer probiert? Ingwer ist ziemlich scharf, schweißtreibend, verdauungsfördernd und wärmend. Ingwer wird dem Yang zugeordnet, genauso wie Ginseng – das königliche Kraut – und die Dattel, Aprikose oder der Knoblauch. Bananen hingegen wirken kühlend, neutralisierend und werden dem Yin zugerechnet. Außer dem Effekt, dass sie sehr nahrhaft sind und das Qi stärken, sind sie köstlich und äußerst bekömmlich.«

Herr Fu trank einen Schluck Tee. Das Teekännchen war fast leer. Wir beendeten unsere Mahlzeit, und ich musste erst mal über all das, was ich gerade gehört hatte, nachdenken. Ich versuchte, mir alles so gut wie möglich einzuprägen. Zumindest die Dinge, die mir wichtig erschienen.

DIE ERSTE ÜBUNG FÜR DAS QI

»Heute haben Sie eine Menge erfahren«, sagte Herr Fu. »Sie wissen jetzt, was Qi ist und wozu wir es brauchen. Wichtig ist, dafür zu sorgen, dass wir Yin und Yang im Körper in Balance halten, damit das Qi im Gleichgewicht bleibt. Sind wir gestresst, brauchen wir Erholung. Ist uns kalt, müssen wir uns aufwärmen. Haben wir zu hohen oder zu niedrigen Blutdruck, müssen wir ihn regulieren. Um unsere Gesundheit zu pflegen, reicht es nicht, Krankheiten zu behandeln, wenn sie bereits vorhanden sind. Wer gesund bleiben will, sollte pfleglich mit sich umgehen und Beschwerden vorbeugen. Halten Sie Ihren Körper geschmeidig. Selbst im fortgeschrittenen Alter. Sehen Sie mich an! Runzeln schützen vor Bewegung nicht!«
Er lachte und stand auf. »Kommen Sie, mein Freund. Nach all dieser Theorie würde es uns gut anstehen, für ein wenig Bewegung zu sorgen. Ich glaube, Sie sind bereit für eine erste Übung. Sie müssen aber mitmachen.«
»Wie lautet denn die erste Lektion?«, fragte ich erwartungsvoll.
»Für Ihre jungen Ohren mag sie reichlich poetisch klingen: ›Der Tanz des Phönix‹, das Symbol für das Glück der Stunde. Konzentrieren Sie sich auf seine Flügel, auf Ihre Hände, und spüren Sie, wie Sie das Qi bewegen und führen können – und schließlich wieder sammeln, indem Sie die Hände unterhalb des Bauchnabels aufs Dantian legen und so zur Ruhe kommen.«

»Sage es mir, und ich werde es vergessen.
Zeige es mir, und ich werde es vielleicht behalten.
Lass es mich tun, und ich werde es können.«
(Konfuzius, 551–479 v. Chr.)

DER TANZ DES PHÖNIX

»Wenn du die Absicht hast, dich zu erneuern, tue es jeden Tag.«

(Konfuzius, 551–479 v. Chr.)

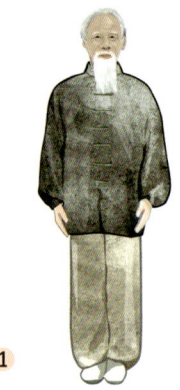

DER PHÖNIX ist der König der Vögel. Verehrt als Himmelsgeschöpf und Beschützer des Südens, gilt er auch als Symbol für den Erfolg und das Glück zukünftiger Gelegenheiten. Sein rotes Gefieder steht für das Element Feuer. Rot gilt als Glücksfarbe der Chinesen. Auch andere Vögel wie der prächtige Pfau, der elegante Kranich oder der stolze Hahn sollen das Glück in der Zukunft begünstigen.

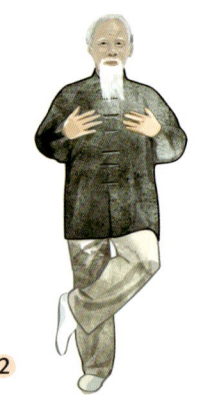

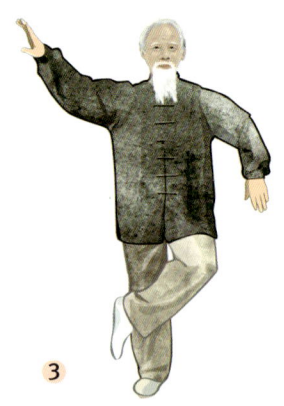

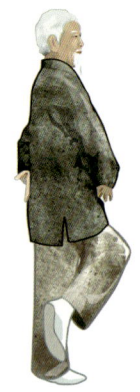

GRUNDHALTUNG: 1 Sie stehen aufrecht, die Füße parallel zusammen, die Knie flexibel. Die Arme hängen locker, die Hände berühren die Oberschenkel seitlich. Die Schultern sind unten, Kopf und Hals gerade und entspannt. Blicken Sie geradeaus. Atmen Sie durch die Nase ein und durch den Mund aus. Kehren Sie nach jeder Übung in diese Grundhaltung zurück.

FÜR ALLE ÜBUNGEN GILT: Machen Sie jede Übung etwa 1 Minute lang. Verweilen Sie dann für einen Augenblick in der Grundhaltung, spüren Sie nach, und üben Sie dann wieder 1 Minute lang. Wiederholen Sie so jede Übung 8-mal. Dann folgt die nächste Übung. Wenn Sie wenig Zeit haben, können Sie die 5 Übungen auch nur je 1-mal durchführen.

ÜBUNG: 2 Stehen Sie auf dem rechten Bein, das Knie leicht gebeugt, und legen Sie den linken Unterschenkel über das rechte Knie. Heben Sie die Hände nach vorn in Herzhöhe, als würden Sie einen Baum umfassen. Konzentrieren Sie sich auf die beiden Handmitten, die Laogong-Punkte (Herzbeutelmeridian 8). Sie dienen als Fokus für den Energiefluss, für das Führen und Sammeln des Qi. **3** Bewegen Sie beim Einatmen die Arme diagonal so, dass der rechte Arm nach oben und der linke Arm parallel nach unten schwingt. **4** Beim Ausatmen klopfen Sie mit der rechten Handfläche auf das Dantian, das Energiezentrum unterhalb des Bauchnabels, und gleichzeitig mit dem linken Handrücken auf den Rücken in gleicher Höhe. Kehren Sie dann zur Grundhaltung **1** zurück, und machen Sie die Übung zur anderen Seite. Der Blick bleibt immer nach vorn gerichtet. Fühlen Sie die Energie und Stärke eines glücklichen und stolzen Phönix. Üben Sie 1 Minute lang – jeweils 30 Sekunden auf dem linken und rechten Bein.

WIRKUNG: Die Übung stärkt die Organe, stellt das Gleichgewicht von Yin und Yang her und fördert die Standfestigkeit.

Gleichnis

DER WAGENLENKER

Dsi vom Ostfeld zeigte sich vor dem Herzog Dschuang
mit seiner Kunst des Wagenlenkens. Vorwärts und
rückwärts fuhr er nach der Schnur; rechts und links
drehte er nach dem Zirkel. Dem Herzog kam es vor, als
könnten die Linien eines Gewebes nicht genauer sein.
Er ließ ihn hundertmal im Kreis umherfahren und kehrte dann in sein Haus zurück.
Auf dem Weg begegnete ihm Yen Ho und sagte zu ihm:
»Dsis Pferde werden zusammenbrechen.«
Der Herzog schwieg und gab ihm keine Antwort.
Nach einer kleinen Frist kam auch Dsi zurück, und seine Pferde waren in der Tat zusammengebrochen.
Da fragte der Herzog: »Woher wusstet Ihr das?«
Yen Ho sprach: »Die Kraft seiner Pferde war erschöpft,
und dennoch verlangte er noch mehr von ihnen,
darum sagte ich, sie würden zusammenbrechen.«

(Dschuang Dsi, 365–290 v. Chr.)

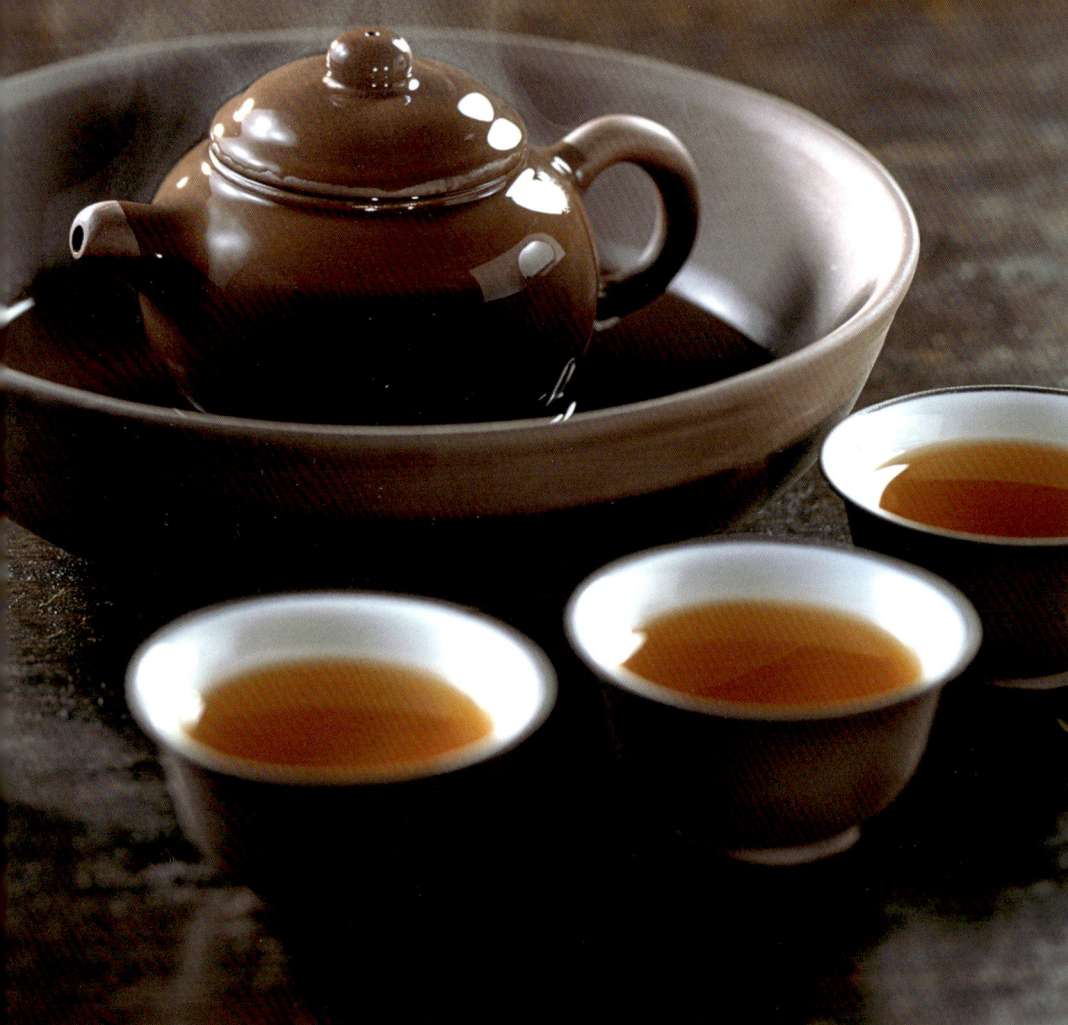

2 HARMONIE

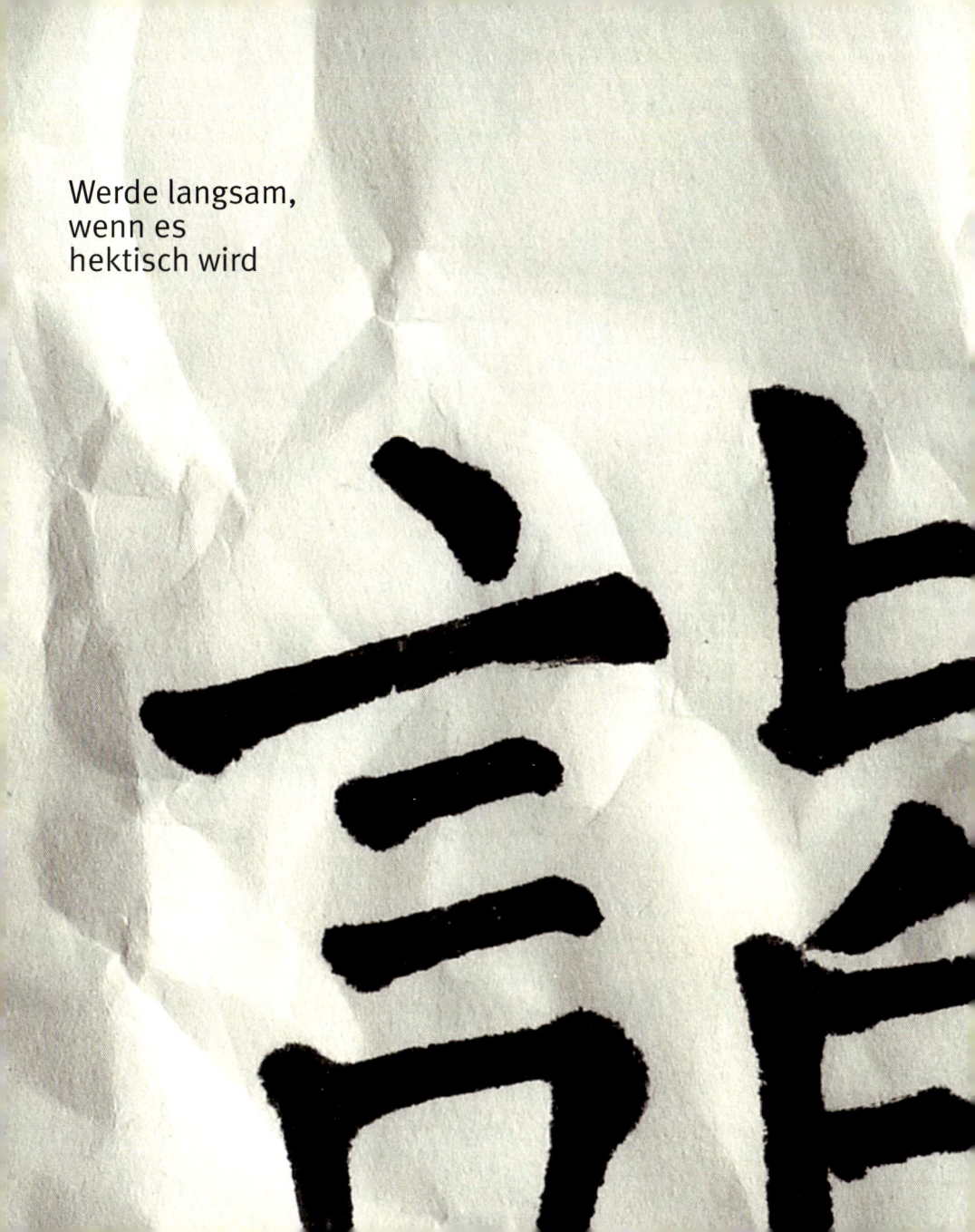

Werde langsam,
wenn es
hektisch wird

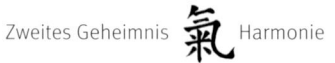

»Wer zufrieden ist, ist reich.
Wer seine Mitte nicht verliert, ist unüberwindlich.«
(Laotse, 6. Jh. v. Chr.)

Am nächsten Morgen traf ich Herrn Fu auf dem Wochenmarkt, um mit ihm ein paar Einkäufe zu erledigen. Ich kämpfte mich durch die Menschenmenge zu ihm durch.

»Der Trubel wird Ihnen gefallen«, sagte er lächelnd. »Auch wenn die Leute schubsen und drängeln, gehen Sie einfach besonnen und ruhig weiter.« Während er sich unbefangen seinen Weg durch die Massen bahnte, bemühte ich mich, meine Ungeduld zu zügeln und seinem Ratschlag zu folgen. Ich hatte das Gefühl, eine Prüfung in Gelassenheit bestehen zu müssen. Zahlreiche Stände säumten die Gassen, offene Auslagen und überdachte Buden, und die Verkäufer priesen lautstark ihre Waren an oder sortierten in Ruhe ihr Angebot. Wir schlenderten vorbei an bunten Blumenständen, an Wasserbassins mit frischem Fisch, Muscheln und Krebsen, hielten an duftenden Gewürzständen mit Sternanis, Szechuanpfeffer, Sesamsamen und getrockneten Pilzen. In der nächsten Gasse stapelten sich überall Körbe mit reifen Mangos, Pfirsichen, Süßkartoffeln, frischem Ingwer und Zuckerrohr. Wir kosteten saftige, süße Orangen und Longans, die »Drachenaugen« – kirschgroße Früchte mit weißem Fleisch und einem dunkelbraunen Kern in der Mitte.

Bald war ich mit einem halben Dutzend Einkaufstüten beladen. Langsam geriet ich ins Schwitzen. Herr Fu, der gerade getrockneten Tintenfisch begutachtete, fragte: »Haben Sie den Rettich auch nicht vergessen?«

Ich blieb stehen und überprüfte den Inhalt meiner letzten Tüte. »Nein, der scharfe Rettich ist hier, außerdem Süßkartoffeln, Zitronen, Tomaten und ein Glas salzige Sardinen.«

»Perfekt. Scharf, süß, sauer, bitter und salzig«, murmelte Herr Fu vor sich hin, während er zielstrebig seinen Weg durch die Menschenmassen fand und ich versuchte, Schritt zu halten. »Woran erinnert Sie das?«, fragte er.

»An Mittagessen?«, sagte ich prompt, wusste aber im selben Moment, dass dies nicht die erwartete Antwort war.

DIE FÜNF GESCHMACKSRICHTUNGEN

»Ich dachte eher an die fünf Geschmacksrichtungen«, meinte Herr Fu. Er blieb stehen und zog den Stangenrettich heraus. »Rettich ist scharf, scharf wie die Klinge eines Schwerts. Und die Klinge des Schwerts ist aus Metall. Die fünf Elemente – erinnern Sie sich noch daran?«

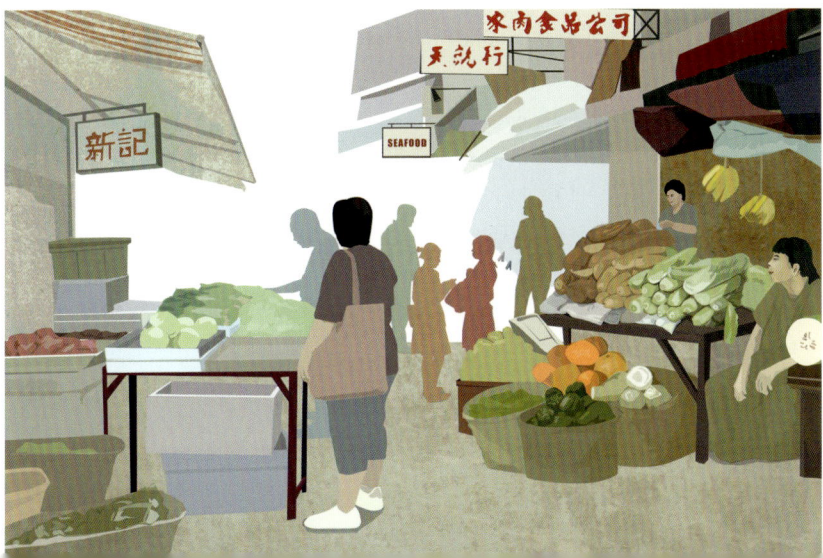

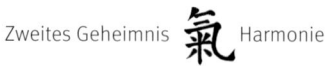

Ich überlegte kurz, dann fiel es mir wieder ein. »Sie sprachen gestern von den fünf Elementen: Metall, Erde, Holz, Feuer und ehm – Wasser. Aber was haben die fünf Elemente mit unserem Mittagessen zu tun?«

»Mehr, als Sie vielleicht ahnen«, sagte Herr Fu und schwenkte den Rettich. »Genauso wie man Lebensmittel in Yin- und Yang-Eigenschaften einteilen kann, ist es möglich, den Nahrungsmitteln die fünf Elemente zuzuordnen: Metall ist scharf, die Erde ist süß, das Holz ist sauer, das Feuer ist bitter, und das Wasser ist salzig. Man sollte die Mahlzeiten so zubereiten, dass alle diese Geschmacksrichtungen enthalten sind.«

Wir sahen einem Händler zu, wie er rote Chilischoten mit einer Handwaage abwog. »Schärfe wirkt schleimlösend in der Lunge, wärmt, öffnet die Hautporen und fördert den Stoffwechsel. Süßes beruhigt die Nerven und ist gut für Milz und Magen. Saures zieht zusammen, sammelt Kräfte und unterstützt Leber und Gallenblase. Bitteres wirkt dämpfend, verdauungsfördernd und beeinflusst das Herz. Und Salziges reguliert den Wasserhaushalt und wirkt auf Niere und Blase. Sie brauchen sich das nicht zu merken, das kann man alles in Büchern über Traditionelle Chinesische Medizin nachlesen.«

DIE TRADITIONELLE CHINESISCHE MEDIZIN

»Über die Traditionelle Chinesische Medizin weiß ich auch kaum etwas. Worin unterscheidet sie sich denn von der westlichen Schulmedizin?«

»Denkweise, Heilmethoden und auch Diagnoseverfahren sind sehr unterschiedlich«, erklärte Herr Fu. »Der Arzt der chinesischen Medizin untersucht den Patienten ohne technische Geräte, er prüft stattdessen Farbe und Form der Zunge und den Rhythmus des Pulses, um festzustellen, was dem Patienten fehlt. Zur Heilung verschreibt er keine Tabletten, sondern Kräu-

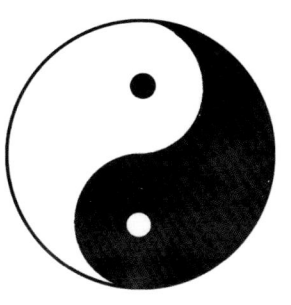

termischungen, eine spezielle Ernährung, Akupunktur, Massagen oder auch Körperübungen wie Taiji und Qigong. Ich habe einen guten Freund, der Ihnen das weitaus besser erklären kann. Und welch glücklicher Zufall: Da kommt er uns gerade entgegen!«

Herr Fu wies auf einen Mann um die vierzig, mit Igelfrisur, in weißem Polohemd und blauen Jeans. Als dieser Herrn Fu bemerkte, kam er freudestrahlend herbei und zeigte breit lächelnd riesige, schiefe Schneidezähne.

»Guten Tag, Herr Fu. Wie schön, Sie wiederzusehen. Wie geht es Ihnen?«, rief er und begleitete seine Worte mit ausladenden Gesten.

»Herr Dr. Wang, die Freude ist ganz auf meiner Seite.« Sie reichten sich die Hände. Herr Fu stellte mir Herrn Wang vor und erzählte, dass er als Arzt der Traditionellen Chinesischen Medizin in einer modernen Klinik arbeite.

»Herr Dr. Wang, ich habe gerade mit diesem jungen Mann über die chinesische Medizin gesprochen – ein umfangreiches Thema und eine sehr alte Wissenschaft, über die Sie uns eine Menge erzählen könnten.«

Herr Wang nickte zustimmend. »Besuchen Sie mich doch einfach heute Nachmittag nach meiner Sprechstunde in der Klinik. Vielleicht auf eine Tasse Tee?« Er überreichte uns, wie in China üblich, mit beiden Händen seine Visitenkarte, die in Englisch und Chinesisch bedruckt war. Auf beiden Seiten war ein Kreis mit einer geschwungenen schwarzen und weißen Hälfte abgebildet und darin jeweils ein Punkt in der entgegengesetzten Farbe. Herr Fu erklärte mir später, dass es sich um das Taiji handelte, das »Große Ganze«, welches Yin und Yang symbolisch als Einheit darstellt.

»Hervorragende Idee, wir kommen gerne. Eine freundliche Einladung zum Tee sollte ein Mann mit Verstand niemals abschlagen«, bedankte sich Herr Fu, und wir verbeugten uns zum Abschied höflich voreinander.

EIN BESUCH BEI DOKTOR WANG

Die Klinik befand sich in einem belebten Stadtviertel. Wir gingen durch einen Flur mit einer Reihe Plastikstühlen entlang der Wand, und ich wunderte mich darüber, dass der Behandlungsraum offen stand – jeder wartende Patient konnte so die Krankengeschichte des anderen mitbekommen, eine Privatsphäre war ausgeschlossen. Jetzt saß allerdings niemand im Flur. Wir betraten den Raum, der schlicht eingerichtet war: ein Regal mit vielen Medizinbüchern und einer Waage, eine Zimmerpflanze, in der Mitte ein Schreibtisch, an dem der Doktor gerade mit einer Patientin saß.

»Sie werden sich in Kürze wieder besser fühlen«, sagte Herr Wang zu der kleinen alten Frau, die mit krummem Rücken auf dem Stuhl hockte. Er trug einen weißen Kittel und schrieb mit einem Kugelschreiber ein Rezept, das die alte Frau mit zittrigen Händen entgegennahm. Dann schlurfte sie, gestützt auf einen Stock, aus dem Behandlungsraum, ohne von uns weiter Notiz zu nehmen.

»Das Teuerste auf der Erde ist das Leben, nicht wahr?«, sagte Herr Fu.

»Wie schön, dass Sie gekommen sind.« Herr Dr. Wang breitete die Arme aus, als wolle er einen großen Ball auffangen, und kam uns entgegen.

»Wir haben Ihnen ein paar Orangen mitgebracht«, sagte Herr Fu und überreichte eine Papiertüte mit Früchten, die wir am Vormittag auf dem Markt erstanden hatten.

»Was für schöne Früchte! Ich hole eine Schale, in die wir sie hineinlegen können!« Herr Wang bat uns, an einem kleinen runden Tisch Platz zu nehmen, während er in den Nebenraum verschwand, um seine Sprechstundenhilfe zu bitten, frischen Tee aufzubrühen. Ich hörte das Klappern von Teetassen und schaute mich im Raum um. Auf dem Schreibtisch entdeckte ich

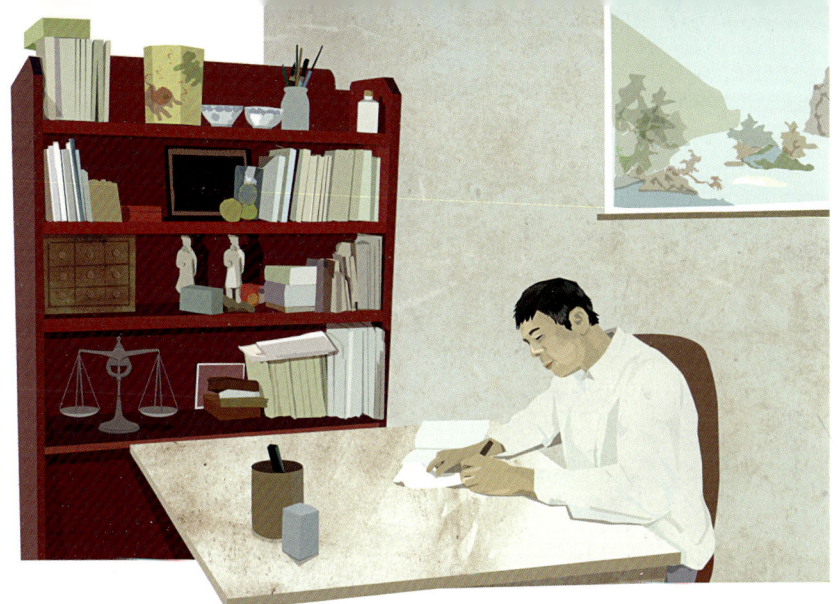

ein Buch, das meine Neugier weckte. Auf dem Einband stand: »I Ging. Das Buch der Wandlungen«. Das klang geheimnisvoll, fast mystisch.

»Ein interessantes Schriftwerk«, bemerkte Herr Fu, dem mein neugieriger Blick nicht entgangen war. Ich traute mich nicht, das Buch in die Hand zu nehmen, daher fragte ich Herrn Fu, worum es darin gehe.

»Man sagt, dass das ›Buch der Wandlungen‹ das älteste philosophische Schriftzeugnis Chinas ist. Sein Grundgedanke ist der Wandel aller Formen. Die Welt verändert sich durch den Wechsel von Yin und Yang. Zahlreiche berühmte Philosophen haben sich durch das ›I Ging‹ inspirieren lassen. Laotse bezeichnete den Wandel als Weg oder als ›Tao‹, seine Lehre nennen wir heute Taoismus. Und Konfuzius beschreibt den Wandel anhand eines Beispiels aus der Natur: ›So fließt alles dahin, wie dieser Fluss, ohne Aufhalten, Tag und Nacht!‹ Noch heute wird das ›Buch der Wandlungen‹ mit seinen zahlreichen Bildern, Zeichen und Weisheitssprüchen von Wahrsagern als Orakel- und Weissagungsbuch genutzt.«

Herr Wang kehrte mit einem Tablett zurück und stellte die Obstschale und ein Teegeschirr auf den Tisch. Während er den Tee so schwungvoll in die winzigen Porzellanschälchen goss, dass ein bisschen danebenging, fragte er Herrn Fu nach seinem Befinden. »Haben Ihnen die Kräuter gutgetan?« »Oh ja, ausgezeichnet«, sagte Herr Fu. »Nach zwei Tagen hatte ich gar keine Beschwerden mehr. Der Husten war weg.«

Herr Wang lächelte zufrieden und erzählte dann, er habe zunächst westliche Schulmedizin studiert, sich anschließend in der Traditionellen Chinesischen Medizin ausbilden lassen und arbeite seit fünf Jahren in dieser Klinik mit anderen Kollegen zusammen. Im Erdgeschoss des Hauses befinde sich eine Apotheke, wo sich die Patienten gleich im Anschluss die Kräuter für ihre Tees und Gesundheitssuppen zusammenstellen lassen könnten.

»Ich behandle meine Patienten nach den Säulen der Traditionellen Chinesischen Medizin«, sagte Herr Wang. »Dazu gehören die Diätetik, Kräuterheilkunde, Tuina-Massage, Akupunktur, das Schröpfen – wobei Glaskugeln kurz erwärmt werden und auf der Haut einen Unterdruck erzeugen – und die Moxibustion.«

Ich zuckte bei dem letzten Wort zusammen. »Das hört sich schmerzhaft an«, meinte ich, aber Herr Wang wedelte mit den Händen.

»Keine Sorge, das ist es nicht«, sagte er beruhigend. »Moxibustion ist ein Verfahren, bei dem getrocknete Beifußrollen über der Haut verbrannt werden. Die Wärme lindert Schmerzen, Gelenkerkrankungen und Verspannungen. Bei vielen Patienten verwende ich kleine Holzkästchen, in die ich den Beifuß lege und abbrenne. Auf einer Akupunkturnadel entzündet, verstärkt Beifuß sogar deren Wirkung.« Er öffnete eine Schachtel und zeigte mir eine lange Rolle des Moxakrauts, das in weiß-blaues Papier gewickelt war, und steril eingepackte Akupunkturnadeln von unterschiedlicher Größe.

WIE DAS QI IM KÖRPER FLIESST

Herr Wang begeisterte sich immer mehr für sein Thema. »Die traditionelle Medizin betrachtet den Menschen als Einheit von Körper, Geist und Seele. Krankheiten entstehen, wenn ein energetisches Ungleichgewicht im Körper besteht. Hervorgerufen wird dies beispielsweise durch falsche Ernährung, Stress oder negative Emotionen wie Wut.« Herr Wang ging zum Regal, zog einen schweren Leinenband heraus und blätterte kurz darin. »Hier sehen Sie eine Abbildung der Leitbahnen, durch welche die Lebensenergie Qi fließt. Wir nennen sie Meridiane. Entlang dieser Meridiane liegen die Akupunktur-punkte auf der Haut. Der Körper wird von einem ganzen Netz aus Ener-gieleitbahnen durchzogen. Es gibt zwölf Hauptmeridiane, die jeweils einem Organ zugeordnet sind – beispielsweise den Herzmeridian, Leber-, Nieren-und Blasenmeridian. Durch das verzweigte Meridiansystem sind alle Organe miteinander verbunden. Die Organe werden zudem Yin und Yang zugeord-net: Hohlorgane wie Magen, Darm und Gallenblase sind Yang-Organe, Vollorgane wie das Herz und die Leber zählen zu den Yin-Organen.«
Herr Wang bot Herrn Fu noch etwas Tee an, aber Herr Fu deutete mit der Hand an, dass er genug habe. Herr Wang schenkte trotzdem nach.
»Ich nehme an, Herr Fu hat Ihnen schon einiges über die Lebensenergie Qi erzählt«, sagte Herr Wang, und ich bejahte. »Qi ist äußerst wichtig. Es be-wirkt Wandel, Wachstum und Bewegung. Qi ermöglicht außerdem, dass wir denken und atmen können. Schlechtes Qi äußert sich in negativen Emotio-nen wie Ärger und Wut, positives Qi in Gelassenheit und Freude. Unsere Emotionen haben Einfluss auf unseren Körper. Jede Emotion lässt sich ei-nem Organ und einem der fünf Elemente zuordnen.« Herr Wang nahm Pa-pier und Stift, zeichnete eine Tabelle und schob sie mir über den Tisch zu.

Element	Yin-Organ	Yang-Organ	Emotion	Geschmack
Holz	Leber	Gallenblase	Wut	sauer
Feuer	Herz	Dünndarm	Freude	bitter
Erde	Milz	Magen	Sorge	süß
Metall	Lunge	Dickdarm	Trauer	scharf
Wasser	Niere	Blase	Angst	salzig

EIN LOBLIED AUF DIE HARMONIE

»Gesundheit bedeutet Harmonie«, sagte Herr Wang. »Ohne eine gute Balance der Elemente und Energien ist der Körper anfällig und schutzlos und neigt zu Krankheiten. Wir müssen auf unseren Körper achten, ihn stärken und widerstandsfähiger machen.«

»Und wie gelingt einem das?«, fragte ich den Arzt.

»Indem wir alles tun, was unser Wohlbefinden, die Harmonie im Körper stärkt: Wir brauchen ausreichend Entspannung und Gelassenheit, also Yin – aber auch Yang, das heißt Antrieb und Bewegung. Wichtig ist, wie wir unsere Gefühle beeinflussen, welche Haltung wir im Leben einnehmen. Auch ›Shen‹, die Klarheit der Gedanken, die mentale Willensstärke, trägt dazu bei. Wenn wir außerdem das Qi durch ausgleichende Körperübungen stärken, fühlen wir uns gesünder und leistungsfähiger.«

Herr Fu hatte den Ausführungen von Herrn Wang sehr aufmerksam zugehört. Er zwirbelte seinen Bart. »Harmonie ist ein gutes Stichwort. Für Konfuzius war die Harmonie sogar das Wertvollste. Maß und Mitte zu bewahren, bedeutete für ihn die höchste Tugend. Mit Harmonie meinte er den Einklang von Mensch und Natur, die gute Beziehung zwischen Eltern und Kindern und letztlich die Ordnung im Staat. Harmonie ist aber auch für die Taoisten von großer Wichtigkeit. Laotse sagt: ›Alle Dinge haben Zeiten des Vorangehens und Zeiten des Folgens, Zeiten des Entflammens und Zeiten des Erkaltens, Zeiten der Kraft und Zeiten der Schwäche, Zeiten des Gewinnens und Zeiten des Verlierens. Deshalb meidet der Weise Übertreibungen, Maßlosigkeit und Überheblichkeit.‹ Das bedeutet in anderen Worten: Wer das Maß aller Dinge einhält, den führt es zur Beständigkeit, zur Ausgeglichenheit, zur Ruhe. Ruhe in dir – halte das Gleichgewicht. Mein Motto lautet: Werde langsam, wenn es hektisch wird. Und stärke dein inneres Qi, damit von außen keine Krankheiten eindringen können.«

DER WEISSE UND SCHWARZE DRACHE

»Weise gesprochen«, sagte Herr Wang und schenkte uns Tee nach. Der Tee schmeckte ungewohnt, er war nicht gesüßt und erinnerte mich an Erde. Herr Fu hatte mich beobachtet und setzte seine Schale ab. »Wie schmeckt Ihnen der Oolong, der schwarze Drachentee, mein Freund?«, fragte er. »Ich habe noch nie so einen Tee probiert, aber er schmeckt sehr gut.« Zum Beweis nahm ich einen tiefen Schluck.
»Eine Reihe von Legenden rankt sich um Tee«, sagte Herr Fu. »So soll der Dampf, der dem Tee namens ›Gestein des Unsterblichen Liu‹ entsteigt, ein weißer Drache sein. Wie Sie vielleicht wissen, haben Drachen in China eine besondere Bedeutung. Sie sind friedvolle, mächtige Wesen. Und dies führt uns sogleich zur nächsten Qigong-Übung, die ich Ihnen gerne zeigen möchte. Sie heißt: ›Zwei Drachen schieben den Felsen‹. Eine Übung für Kraft und Harmonie. Herr Wang, machen Sie mit?«

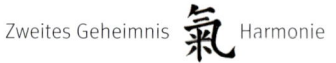

ZWEI DRACHEN SCHIEBEN DEN FELSEN

»Durch Bewegung überwindet man Kälte.
Durch Stillhalten überwindet man Hitze.
Der Weise vermag es, durch seine Reinheit und Ruhe
alle Dinge der Welt ins Gleichmaß zu bringen.«
(Laotse, 6. Jh. v. Chr.)

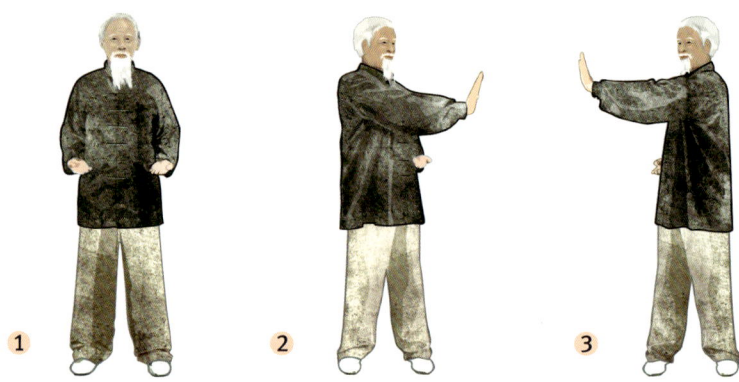

DER DRACHE, ein traditionelles Fabelwesen in China, ist friedliebend, gütig, intelligent und ein Glückstier, das mehrere Wesen in sich vereint. So trägt er ein Hirschgeweih auf einem Kamelkopf, besitzt Karpfenschuppen am Bauch und Tigerfüße mit Adlerkrallen. Er steht für göttliche Macht, Stärke, Ruhm, Glück und Weisheit und ist das Symbol des Kaisers. Alle Chinesen sind Abkömmlinge des Drachen.

GRUNDHALTUNG: Zu Beginn stehen Sie aufrecht, die Füße parallel zusammen, die Knie flexibel. Die Arme hängen locker, die Hände berühren die Oberschenkel seitlich, der Blick geht geradeaus (Seite 27).

ÜBUNG: 1 Stellen Sie sich nun schulterbreit hin. Legen Sie die Handkanten an die Taille, sodass die Handinnenflächen nach oben weisen. Atmen Sie ein. **2** Beim Ausatmen drehen Sie den Oberkörper um 90 Grad nach links und bewegen zugleich den rechten Arm langsam bis auf Schulterhöhe. Drehen Sie dabei die rechte Hand so, dass die Fingerspitzen nach oben zeigen. Blicken Sie auf die Kuppe des Mittelfingers. **1** Mit dem nächsten Einatmen gehen Sie zurück in die Ausgangsposition. **3** Beim Ausatmen wiederholen Sie die Übung mit der linken Hand zur anderen Seite.
Üben Sie insgesamt etwa 1 Minute lang.

WIRKUNG: Der Lebermeridian wird gestärkt. In der Traditionellen Chinesischen Medizin wird die Leberenergie oft mit einem General verglichen. Sie hält die innere Ordnung von Körper und Seele aufrecht und ist für den freien und gleichmäßigen Fluss der Emotionen zuständig. Die Leber reinigt und verteilt das Qi und Blut im ganzen Körper. Das aktivierte Leber-Qi sorgt für ein Gefühl der Entspannung und Harmonie.
Eine geschwächte Lebermeridianenergie kann Unglücklichsein, Ärger und Aggressionen auslösen. Eine starke Lebermeridianenergie hingegen führt zu positiven Emotionen, zu Frohsinn und Glücklichsein.

Gleichnis

DER WUNDERBECHER

Meister Kung betrachtete den Tempel des Herzogs
Huan von Lu. Da war ein schräg hängendes Gefäß.
Der Meister fragte den Tempelhüter: »Was ist das für
ein Gefäß?«

Dieser erwiderte: »Das ist wohl ein Wunderbecher.«
Meister Kung sprach: »Ich habe gehört, dass der Wunderbecher, wenn er leer ist, schräg hängt; ist er bis
zur Mitte voll, so hängt er gerade; ist er ganz voll, so
kippt er um. Die weisen Fürsten sahen darin eine
stetige Warnung, darum hatten sie ihn stets zur Seite
ihres Sitzes.«

Dann wandte er sich an die Jünger und sprach: »Ver-
sucht es einmal und gießt Wasser hinein.«

Sie gossen Wasser hinein bis zur Mitte, da wurde er
gerade, sie machten ihn ganz voll, da kippte er um.
Der Meister seufzte tief und sprach: »Ach, wo gibt es
unter allen Dingen etwas Volles, das nicht umschlägt!«

(Konfuzius, 551–479 v. Chr.)

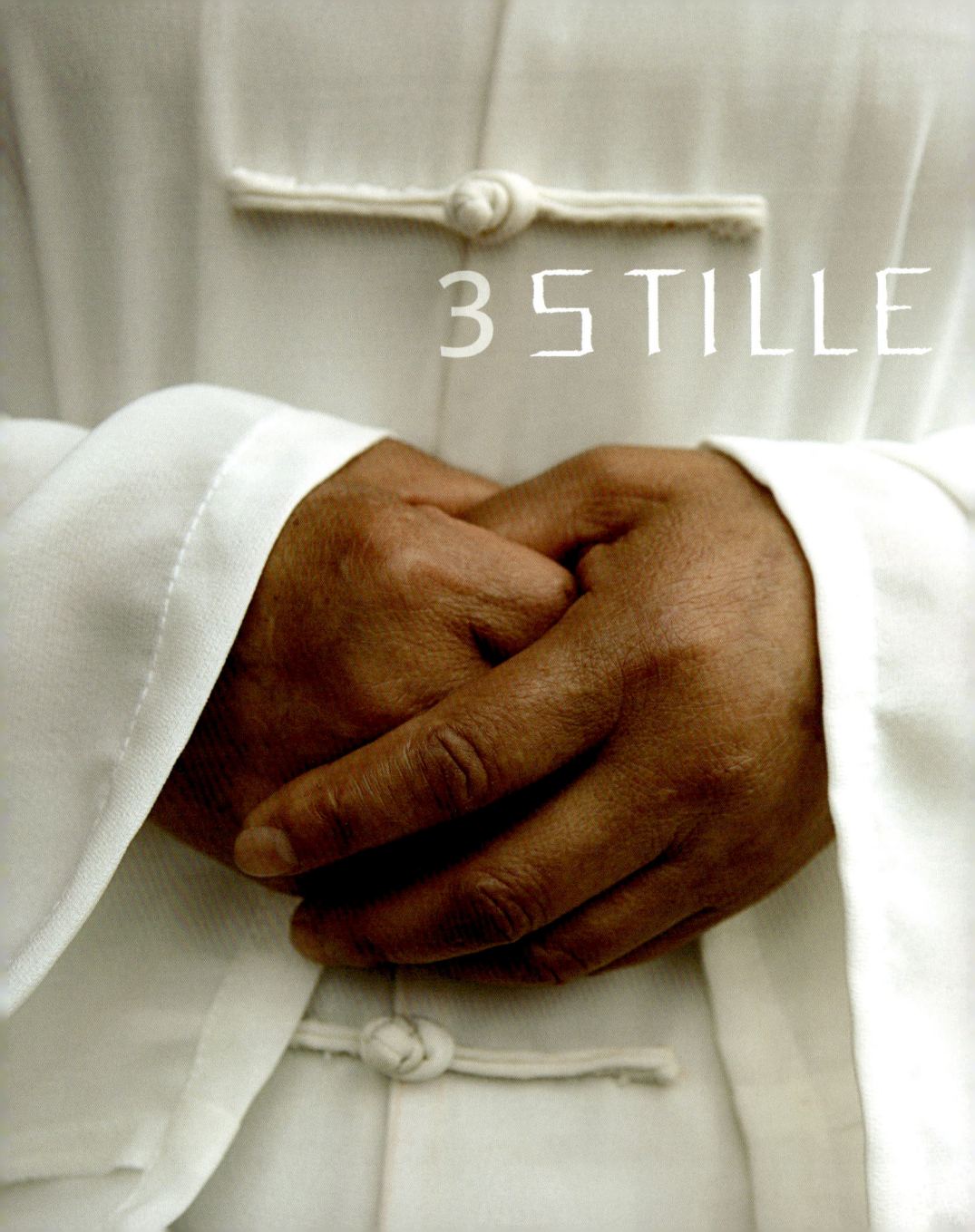

3 STILLE

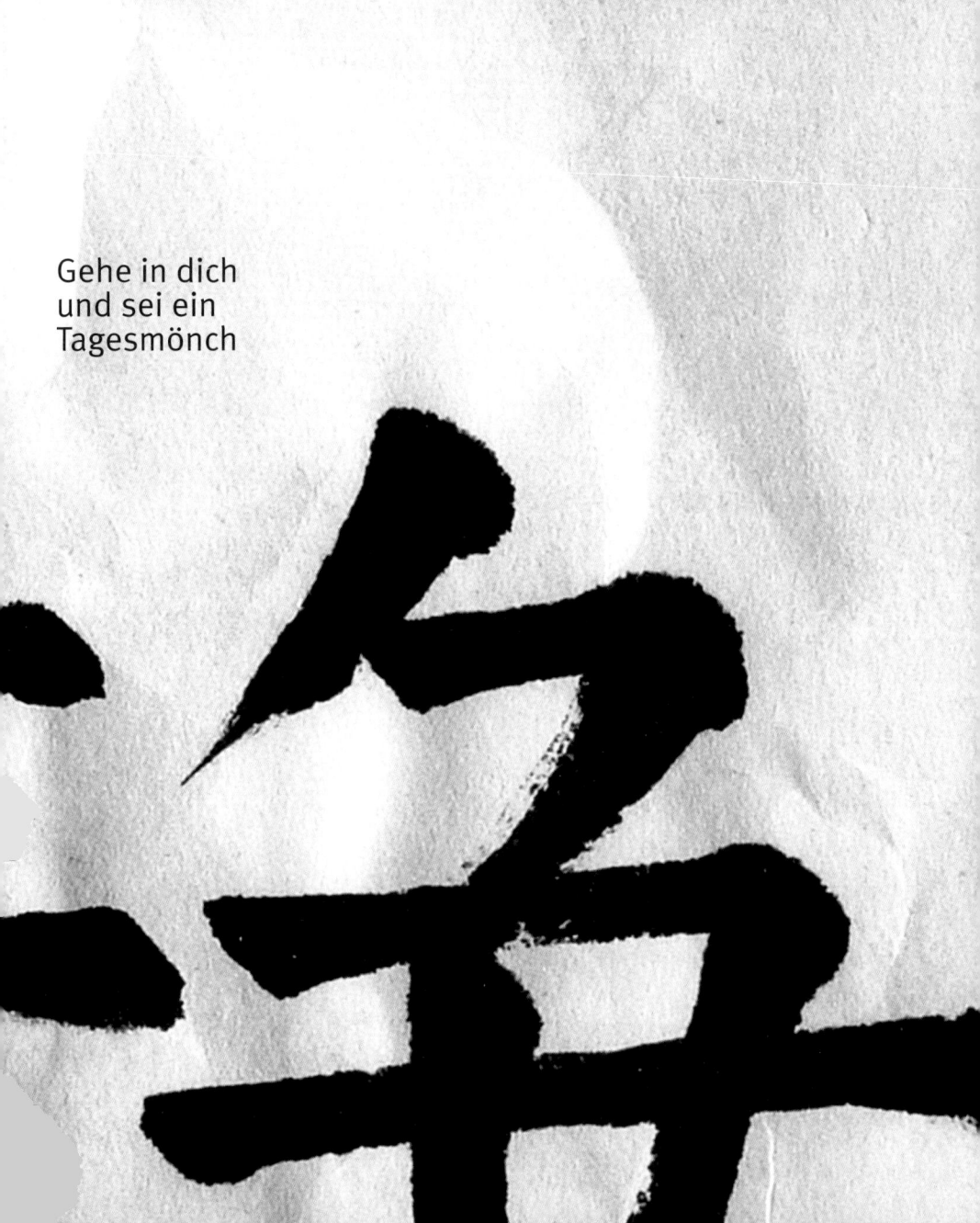

Gehe in dich
und sei ein
Tagesmönch

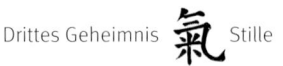

»Der Mensch besieht sein Spiegelbild nicht im fließenden Wasser,

sondern im stillen Wasser.« (Dschuang Dsi, 365–290 v. Chr.)

Am nächsten Morgen, nach einem ausgiebigen Frühstück im Hotel, überreichte mir der Empfangschef an der Rezeption einen Brief. »Mein lieber Freund!«, las ich erstaunt. »Die größte Offenbarung ist die Stille. Deshalb möchte ich Sie heute an einen besonderen Ort entführen, der Ihnen die Stille näherbringt. Wo findet man Mönche und Drachen? Denken Sie darüber nach. Ich treffe Sie um 9 Uhr an der Haltestelle vor Ihrem Hotel. Mit freundschaftlichen Grüßen, Fu.«

Ich faltete den Zettel zusammen und schaute auf die Uhr. Mir blieb noch eine halbe Stunde. Als ich mit dem Lift zu meinem Zimmer hinauffuhr, fing ich an zu grübeln. Was hatten Mönche und Drachen gemeinsam? Und was hatte Herr Fu nur wieder vor?

WAS WICHTIG UND WAS UNWICHTIG IST

In der Straßenbahn drängten sich die Leute. Wir hatten mit Glück Sitzplätze gefunden, ich saß am Fenster, Herr Fu neben mir in einem hellgrauen Leinenanzug mit weiten Ärmeln. Er verstaute einen Schirm unter dem Sitz. »Wozu der Schirm?«, fragte ich irritiert. »Laut Wetterbericht soll es die nächste Zeit nicht regnen.«

»Warten Sie es ab«, sagte Herr Fu geheimnisvoll und hüllte sich in Schweigen. Auch meine Versuche, ihm einen Hinweis über unseren Zielort zu entlocken, ließen ihn nur mit den Achseln zucken, und er antwortete:

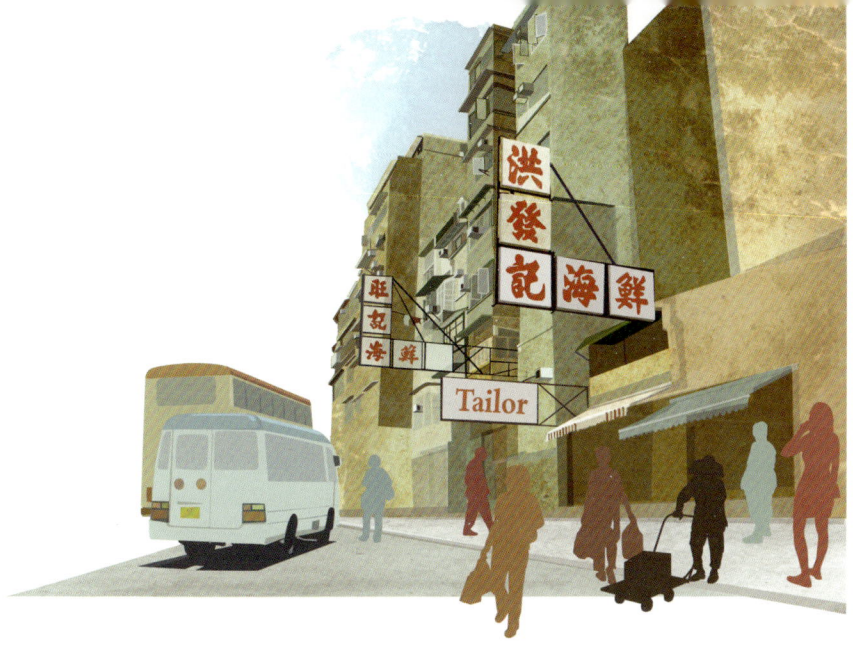

»Der Edle ist ruhig und gelassen, der Gemeine ist immer in Sorge und Auf-
regung. Entspannen Sie sich, und genießen Sie einfach die Fahrt.«

Es schien zwecklos. Also lehnte ich mich zurück und ließ die wechselnden
Szenen, die am Fenster vorbeizogen, auf mich wirken.

Ich beobachtete das geschäftige Treiben in den Einkaufsstraßen mit den riesigen, knallbunten Reklameschildern. Noch heute sehe ich alles genau vor
mir: die Markthändler mit ihren Singvögeln, die Krawatte tragenden Ge-
schäftsleute im Bankenviertel, die jungen, selbstbewussten Frauen in ihren
trendigen und zuweilen schrillen Outfits, die kleinen Garküchen entlang
der Straße, in denen Nudelsuppen und frittierte Snacks für kleines Geld ser-
viert wurden. Während der Fahrt plauderten wir über die Familie und das
tropische Klima, an das ich mich immer noch nicht gewöhnen konnte.

In dem Augenblick, als wir über die korrekte Zubereitung von Tintenfisch
und Seegurken sprachen, klingelte mein Handy. Verlegen klappte ich es auf,

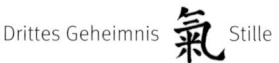

und am anderen Ende meldete sich mein Kollege Mark, der mir Details über einen interessanten neuen Auftrag übermittelte: Eine vielversprechende Kooperation mit einem chinesischen Konzern stand bevor, bei der unser Unternehmen eine wichtige Rolle spielen sollte. »Hört sich interessant an. Schick mir bitte alle Informationen per E-Mail. Ich sehe mir das noch heute Abend im Hotel an und rufe dich zurück. Abgemacht. Ja, es ist ziemlich heiß hier. Bis dann.« Klack.

Schnell schaltete ich das Mobiltelefon auf Lautunterdrückung und steckte es tief in meine Hosentasche. »Tut mir leid. Ein Kollege, der unbedingt meine Meinung einholen wollte.«

»Oh, gewiss«, sagte Herr Fu beschwichtigend, aber irgendwie hatte ich das Gefühl, mich weiter rechtfertigen zu müssen.

»Viele Chefs erwarten heutzutage, dass man jederzeit verfügbar ist. Mein Handy trage ich deshalb immer bei mir. Ich muss einfach erreichbar sein.«

»Da haben Sie möglicherweise recht«, erwiderte Herr Fu. »Aber vergessen Sie darüber nicht, auch ab und zu loszulassen. Denn nur wer loslässt, hat zwei Hände frei. Und ich habe mehr als einmal festgestellt: Was wichtig und unwichtig ist, liegt im Verständnis dessen, was einem selbst wichtig erscheint. Das Gute ist: Die Wahl liegt am Ende immer bei Ihnen.«

Mit einem Ruck hielt die Straßenbahn vor dem Eingang eines Einkaufszentrums. Viele Fahrgäste drängten hinaus, und Herr Fu erhob sich.

»Lassen Sie uns aussteigen, mein junger Freund. Wir sind fast am Ziel.«

Ich sprang von meinem Sitz. Wir gingen noch ein Stück weit durch die Straßen, vorbei an Wolkenkratzern, in deren Fassaden sich die Wolken spiegelten. Nach kurzer Zeit standen wir am Fuß eines bewaldeten Hügels. Ein langer Weg schlängelte sich den Hang hinauf.

»Wollen Sie den ganzen Weg dort hinauf laufen?«, fragte ich skeptisch.

Herr Fu schwang seinen Schirm wie einen Wanderstock. »Fürchte dich nicht vor dem langsamen Vorwärtsgehen. Fürchte dich nur vor dem Stehenbleiben, mein junger Freund. Die Bewegung wird uns guttun.«

Er schritt voran, und plötzlich fiel mir die Antwort auf das Rätsel ein, das mir Herr Fu gestellt hatte. Die Lösung lag direkt vor meinen Augen.

»Mönche und Flugdrachen zieht es auf den Gipfel eines Berges.«

Herr Fu nickte zufrieden. »Die Antwort war nicht schwer, oder? Viele Klöster wurden in den Bergen errichtet, so wie das berühmte Shaolin-Kloster im Gebirge Songshan. Und seit Jahrhunderten ist es Sitte, einen Drachen aus Seide und Bambus steigen zu lassen, damit Wünsche in Erfüllung gehen. Bleibt nur die Frage: Was wünschen Sie sich, mein junger Freund?«

»Ich glaube, Sie wissen, was ich mir wirklich wünsche.«

»Ja«, sagte Herr Fu, »aber das Entscheidende ist: Wissen Sie es auch?«

DER MANAGER ALS MÖNCH

Herr Fu lief gemächlichen Schrittes weiter. Erst wollte ich etwas erwidern, folgte ihm dann aber wortlos.

»Ich möchte Ihnen eine Geschichte erzählen«, sagte Herr Fu. »Ich kannte einmal einen jungen Mann, einen überaus strebsamen Manager, der zu viel rauchte, jede freie Minute telefonierte und sehr nervös war. Wenn er morgens aufstand, blickte er als Erstes in seinen kleinen elektronischen Kalender, noch bevor er einen Schluck Tee zu sich genommen hatte. Er verdiente genügend Geld, war erfolgreich, aber trotz alledem fühlte er sich unzufrieden und leer.«

»Aber weshalb war der Mann unglücklich?«, fragte ich nach. »Sie sagten doch, er sei in seinem Beruf sehr erfolgreich gewesen?«

»Das mag wohl stimmen. Aber dennoch fehlte ihm etwas Wichtiges, das er schon lange vergessen hatte: die innere Ruhe.«

»Und was haben Sie ihm geraten, Herr Fu? Sie konnten ihm doch helfen, nicht wahr?«

»Nun ja«, sagte Herr Fu und stützte sich auf seinen Schirm. »Ich schlug ihm vor, hin und wieder ein Tagesmönch zu sein.«

»Was ist denn ein Tagesmönch?«

Herr Fu setzte bedächtig einen Schritt vor den anderen und erklärte: »Ein Tagesmönch zu sein bedeutet, sich für 24 Stunden eine Auszeit zu nehmen, in sich zu gehen, alles Negative loszulassen und Muße und Kraft an einem Ort der Stille zu finden. Dieser Ort muss kein Kloster sein. Was zählt, ist nur eines: Sei nicht nur gut zu anderen, sondern auch zu dir selbst.«

»Ein Mönch im Kloster lebt einfach und bescheiden. Muss ich mich ebenfalls einschränken?«

»Auch ein Tagesmönch benötigt nicht viel, er verzichtet zunächst auf alle Dinge, von denen die Leute glauben, abhängig zu sein: Handy, Internet, Computer. Sie werden erstaunt sein, wie gut einem das gelingen kann.«

Ich war immer noch skeptisch. »Kann denn ein einziger Tag ausreichen, um sich wieder zu regenerieren?«

»Gewiss. Denn ein Tag, an dem man sich richtig erholt, kann mehr zur Entspannung beitragen als zwei Wochen einer anstrengenden Reise. Solch eine Pause bietet auch Zeit zum Denken, Zeit zum Entscheiden. Denn wer zur Ruhe und Stille gelangt, entwickelt schnell einen Blick für das Wesentliche.«

»Zieh dich zurück, wenn die Arbeit getan ist:
Das ist der Weg des Himmels.« (Laotse, 6. Jh. v. Chr.)

»Das klingt wie ein Urlaub auf Raten«, sagte ich zögernd.

»So könnte man es ausdrücken.« Herr Fu nickte.

»Aber wie könnte so ein Tag konkret aussehen?«

»Überlegen Sie selbst. Was machen Sie gerne im Urlaub?«

Ich dachte kurz nach. »Ich treibe Sport, mache Ausflüge oder sitze in Straßencafés und nehme die Atmosphäre auf. Ich lasse alles auf mich wirken und vergesse die Zeit.«

Herr Fu lachte. »Und genau das ist es, was wir im Alltag oft vernachlässigen. Schauen, riechen, schmecken, sich bewegen und bewusst die Welt wahrnehmen. Manche Menschen sprechen von Achtsamkeit, ich nenne es ›sich selbst mehr Aufmerksamkeit schenken‹. Sammeln Sie neue Eindrücke, gehen Sie ins Grüne, an einen See, beobachten Sie die Fische, was immer Ihnen einfällt. Wichtig ist, dass Sie Ihre innere Stille wiederfinden.«

»Was meinen Sie mit innerer Stille?«

»Die innere Stille ist ein Zustand der Harmonie mit sich selbst. Gelassenheit, innerer Frieden, Erkenntnis. Laotse sagt: ›Nur wer selbst ruhig bleibt, kann zur Ruhestätte all dessen werden, was Ruhe sucht.‹«

EINE EINFACHE ATEMÜBUNG

Herr Fu blieb stehen und atmete tief ein. »Stille kehrt ein, wenn der Atem fließt. Probieren wir eine einfache Atemübung aus: ganz natürlich ein- und ausatmen, den Atem kommen lassen, ohne bewusst auf ihn zu achten. Atmen Sie durch die Nase ein, und heben Sie dabei die Arme nach vorn bis auf Schulterhöhe, so als würden Ihre Hände auf einem großen Ballon langsam nach oben gehoben. Beim Ausatmen durch den Mund senken Sie wieder Ellenbogen und Hände. Gehen Sie dabei ganz leicht in die Knie.«

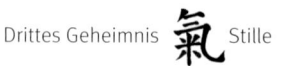

Gemeinsam vollzogen wir ein paar Atemzüge, und ich fühlte mich frischer und wacher.

»Eine andere Methode ist es, den Atem bewusst wahrzunehmen und zu steuern. Das bewusste Atmen ist auch ein Bestandteil der Meditation. Meditieren ist ein gutes Mittel, um sich auf das Wesentliche zu konzentrieren.«

MEDITATION UND WUWEI

Wir gingen langsam weiter. »Was heißt eigentlich Meditation?«

»Meditation bedeutet: die Ausrichtung zur Mitte. Der Meditierende konzentriert sich auf sein Inneres. Beim Meditieren gibt es drei Körperzentren, die Dantian, auf die man seine Fokussierung ausrichten kann: Das untere Dantian liegt im Unterbauch zwei Fingerbreit unterhalb des Bauchnabels. Das mittlere Dantian befindet sich in der Nähe des Herzens und das dritte Dantian zwischen den Augenbrauen. Buddhisten und Hindus sprechen hierbei auch vom dritten Auge.«

»Meditation ist doch nur was für Mönche in langen Gewändern, die barfuß laufen und Erleuchtung suchen«, meinte ich achselzuckend.

Herr Fu lachte und sah mich von der Seite an. »Mitnichten, junger Mann. Die Zeiten haben sich geändert und mit ihnen die Einstellungen der Menschen. Viele Leute meditieren, weil sie sich dadurch gelassener und wohler fühlen. Manche liegen beim Meditieren, andere sitzen im Schneider- oder im Lotossitz mit überkreuzten Beinen, die Augen geschlossen und die Hände locker auf den Knien oder im Schoß. Daneben gibt es auch aktivere Formen der Meditation: das meditative Gehen oder das Harken von Kieselsteinen in einem Zen-Garten. Die ständige Wiederkehr gleicher Handlungsabläufe ist ein Mittel der Ruhe – ähnlich einem Mühlrad, das sich

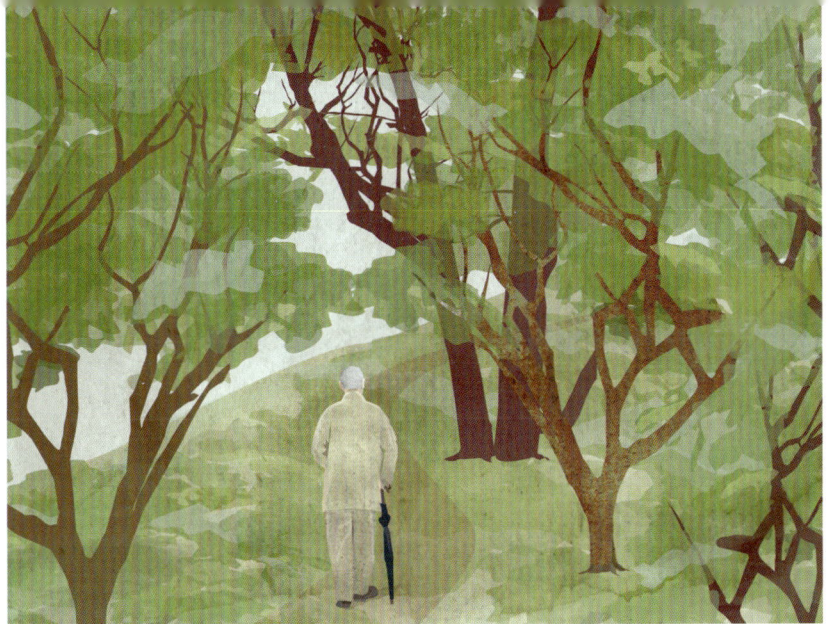

bedächtig im Strom des Flusses Runde um Runde dreht. Mengzi formte es in folgende Worte: ›Alles ist in uns selbst vorhanden. Wenn wir in uns gehen und sind wahrhaftig: Das ist die höchste Freude.‹«

»Aber das Meditieren hilft mir nicht, wenn es im Büro hektisch wird, oder?«, wendete ich ein. Herr Fu überlegte.

»Stille ist der Weg, der zur inneren Klarheit führt. Tseng Tse schrieb vor vielen Jahrhunderten: ›Lerne innezuhalten, und du wirst Standsicherheit gewinnen. Im sicheren Halt kannst du dich ausruhen und gelassen sein. In der Gelassenheit kannst du nachdenken, und durch das Nachdenken wirst du Erfolg haben.‹«

»Zum langen Nachdenken bleibt mir leider kaum Zeit. Wie kann man denn Ruhe bewahren, wenn einem die Arbeit über den Kopf wächst?«

»Erlangen Sie innere Stille mit Wuwei. Wuwei bedeutet Handeln durch Nichthandeln, die Dinge geschehen zu lassen, ohne willentlich einzugreifen.

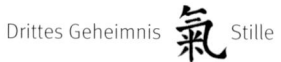

Darauf bedacht zu sein, maßvoll zu handeln, ohne Anstrengung, und dabei stets die Wahl der geeigneten Mittel zu treffen. Der Dichter Dschuang Dsi sagte, wer auf dem Wasser reisen wolle, der solle ein Boot nehmen. Wer jedoch auf dem Land reisen wolle, dem nütze ein Boot nur wenig. Er müsse ein anderes Transportmittel wählen. Verstehen Sie?«

Ich zögerte, und Herr Fu sprach weiter: »Versuchen Sie, den einfachsten Weg zu gehen und nicht das Unmögliche zu meistern. Eine Brücke zu bauen gelingt nicht an einem Tag.«

Allmählich wurde mir klarer, was Herr Fu meinte. Innere Stille war ein weiterer kostbarer Stein auf dem Weg zu mehr Glück und Zufriedenheit. Meditation, Achtsamkeit und Wuwei konnten mir helfen, diese Ruhe zu finden.

EIN HAUS FÜR DIE GÖTTER

Endlich waren wir oben auf dem Berg angekommen. Herr Fu schnaufte inzwischen ein bisschen und spannte seinen Sonnenschirm auf. Und auch mir verschlug es den Atem. Umgeben von dichten Weihrauchschwaden erhob sich ein alter chinesischer Tempel mit einem Pagodendach aus gelben Dachziegeln und roten Säulen, an denen rote Papierlampions hingen. Davor wachten zwei steinerne Löwen. Der Vorplatz war voll mit alten Leuten, Pärchen und Familien mit kleinen Kindern, die zur Haupthalle pilgerten, um für das Wohl und die Gesundheit der Familie, für Glück und Erfolg zu bitten: mit Obst, Blumen und dem Verbrennen von Räucherstäbchen. Eine Familie lief an uns vorbei, das kleine Mädchen mit zwei abstehenden Zöpfen hüpfte vergnügt auf einem Bein.

Plötzlich dudelte laut ein Handy. Der Klingelton erinnerte mich an die kitschige Melodie einer bekannten Fernsehserie. Ich blickte mich um, aber keiner der anderen Besucher zückte sein Telefon. Als ich mich wieder Herrn Fu zuwandte, holte dieser gerade ein funkelnagelneues, rotes Mobiltelefon aus seiner Hemdtasche hervor, drückte auf eine silberne Taste und hielt sich das Gerät ans Ohr. Ich starrte ihn an, als wäre er gerade vom Mond gefallen. »Ausgezeichnet! In Ordnung. Wir sehen uns dann morgen!« Er beendete das Gespräch und nickte zufrieden. »Morgen stelle ich Ihnen Frau Li, eine gute Bekannte, vor. Sie beschäftigt sich in ihrer Freizeit mit traditioneller Malerei und Kalligrafie, der kunstvollen Schönschrift mit dem Pinsel. Vor einiger Zeit habe ich sie gebeten, für mich eine Tuschezeichnung anzufertigen. Es ist ihr eine Freude, denn die Malerei ist für Frau Li eine Form der Meditation.« »Was für ein Motiv hat Frau Li für Sie gezeichnet?«, fragte ich.

»Das können Sie sich morgen gern selbst ansehen, wenn wir den chinesischen Garten besuchen, in dem sie arbeitet.«

Das Mädchen mit den lustigen Zöpfen kam auf uns zugerannt. Ein blauer Kreisel kullerte genau vor Herrn Fus Füße. Herr Fu hob ihn auf und gab ihn dem Mädchen zurück, das vergnügt lachte und dabei eine große Zahnlücke zeigte. Dann lief das Kind davon.

Herr Fu strich sich nachdenklich über den Bart. »Das Jademädchen …«, murmelte er und steckte sein Handy ein. »Es ist Zeit für eine neue Übung.«

»Sie meinen, hier oben?«, fragte ich zweifelnd.

»Gewiss. Kennen Sie einen besseren Ort als unter freiem Himmel?«, antwortete Herr Fu und stellte sich kerzengerade hin, die Hände vor der Brust.

>»In die Stille gehen heißt: zu seiner Bestimmung zurückkehren.
>Zu seiner Bestimmung zurückkehren heißt: das Ewige erkennen.
>Das Ewige erkennen heißt: erleuchtet sein.« (Laotse, 6. Jh. v. Chr.)*

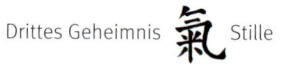

DAS JADEMÄDCHEN BEWEGT DAS RAD

»Wer die innere Stille gefunden hat, der greift nach nichts, und er verwirft auch nichts.« (Buddha, 5. Jh. v. Chr.)

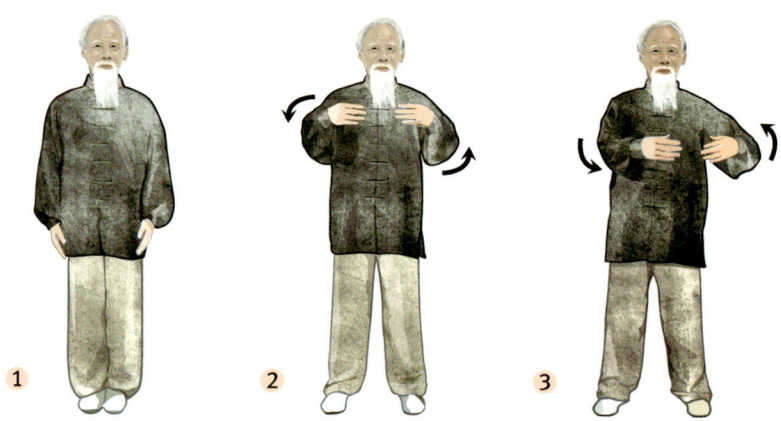

DIE JADE ist in China der »Stein der Könige«. Nong Yu, Tochter des Herzogs Mu von Qin, verliebte sich in den Bambusflöten-spieler Xiao Shi und folgte ihm auf den Berg Hua Shan. Die mitt-lere Bergspitze wird daher Jademädchen genannt. Jade zeich-net sich durch Härte, Reinheit und Beständigkeit aus, steht symbolisch für Tugendhaftigkeit, Lebenskraft und soll Glück und Gesundheit verleihen.

GRUNDHALTUNG: 1 Zu Beginn stehen Sie aufrecht, die Füße parallel zusammen, die Knie flexibel. Die Arme hängen locker, die Hände berühren die Oberschenkel seitlich, der Blick geht geradeaus (Seite 27).

ÜBUNG: 2 Stellen Sie sich schulterbreit hin, und heben Sie mit dem nächsten Einatmen die Arme angewinkelt vor die Brust, wobei die Handinnenflächen in Richtung Herz zeigen. Die Finger sind locker, leicht geöffnet und weisen aufeinander. Ihr Blick ist konzentriert und nach vorn gerichtet.
3 Mit dem nächsten Einatmen führen Sie Ihre Hände langsam kreisförmig um Ihr Herz, entgegen dem Uhrzeigersinn. Sind die Hände wieder in der Ausgangsposition angelangt, atmen Sie aus. Kreisen Sie so, ruhig ein- und ausatmend, 8-mal um Ihr Herz. Der Blick bleibt nach vorn gewandt. Richten Sie Ihre Gedanken auf Ihr Herz, und stellen Sie sich vor, dass es ruhig und stark schlägt. **1** Nach dem achten Mal (was etwa einer Minute Übungszeit entspricht) kommen Sie in die Grundhaltung zurück und legen die Arme wieder seitlich an die Oberschenkelaußenseiten.

WIRKUNG: Innere Stille und Zufriedenheit entstehen, indem man die Aufmerksamkeit auf den Herzbeutelmeridian 8 (Laogong-Punkt in der Mitte des Handtellers) richtet und die Konzentration von den Handinnenflächen in Richtung Herz lenkt. Die langsamen Kreisbewegungen wirken beruhigend auf das Herz.

Gleichnis

DER UNTERSCHIED

Ein buddhistischer Mönch und Lehrer namens Youyuan
fragte Meister Huihai: »Wendet Ihr auf der Suche nach dem
Weg eine spezielle Methode an?«
»Ja, das tun wir«, sagte der Meister.
»Und was für eine Methode ist das?«, wollte Youyuan
wissen.
»Wenn wir hungrig sind, dann essen wir«, erwiderte Meis-
ter Huihai, »und wenn wir müde sind, dann schlafen wir.«
»Aber das tun doch alle Menschen«, rief Youyuan verwun-
dert. »Tut Ihr es denn nicht auf die gleiche Weise wie alle?«
»Nein«, meinte Meister Huihai.
»Und was ist der Unterschied?«
»Wenn andere essen«, sprach der Meister gelassen, »dann
kauen sie nicht einfach ihren Reis, sondern stochern in den
Schüsseln auf der Suche nach guten Stücken. Und wenn
sie zu Bett gehen, dann schlafen sie nicht einfach ein, sondern wälzen einen Wust von Gedanken im Kopf. Das ist
der Unterschied.«

(Zen-buddhistischer Lehrtext, 8. Jh.)

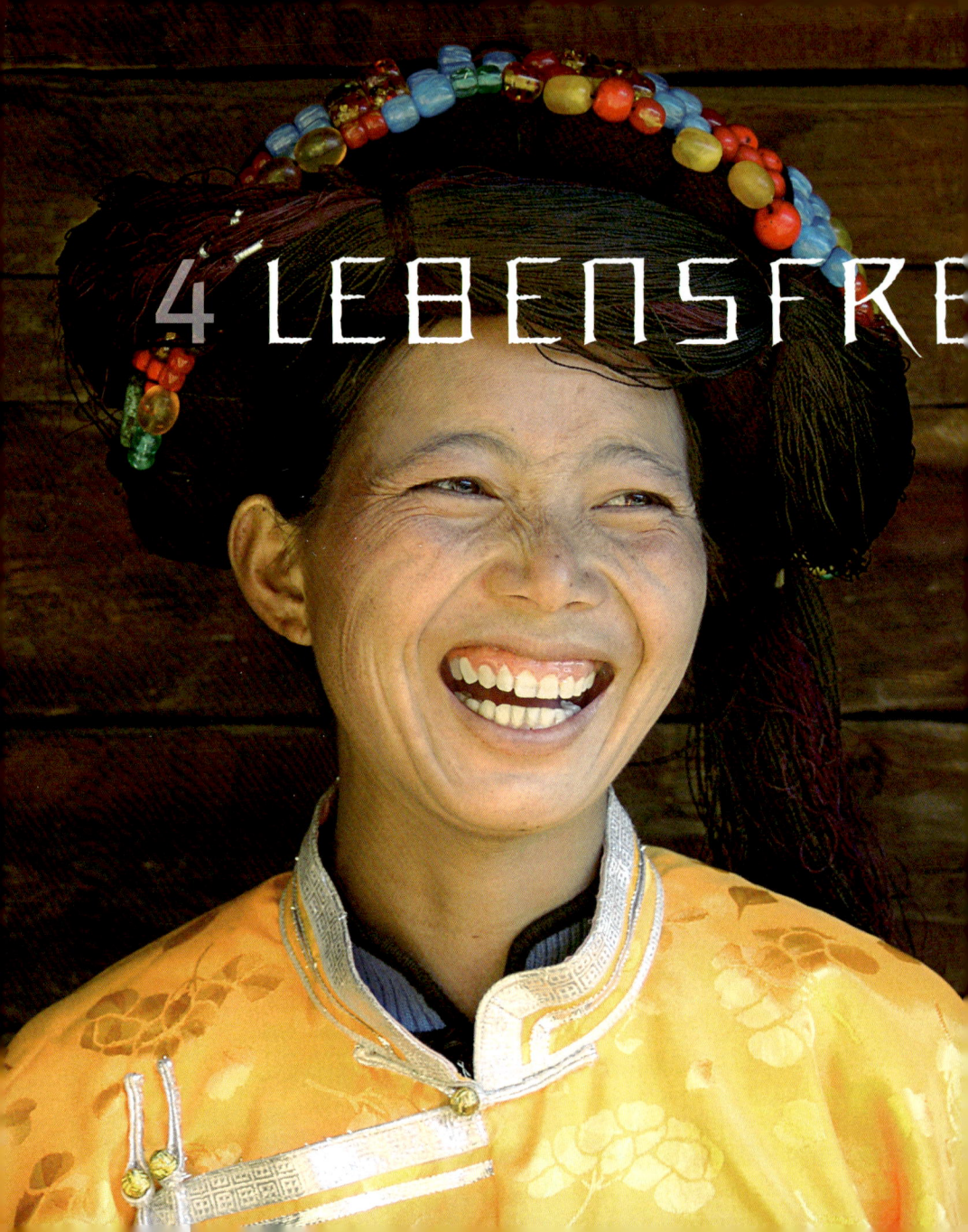

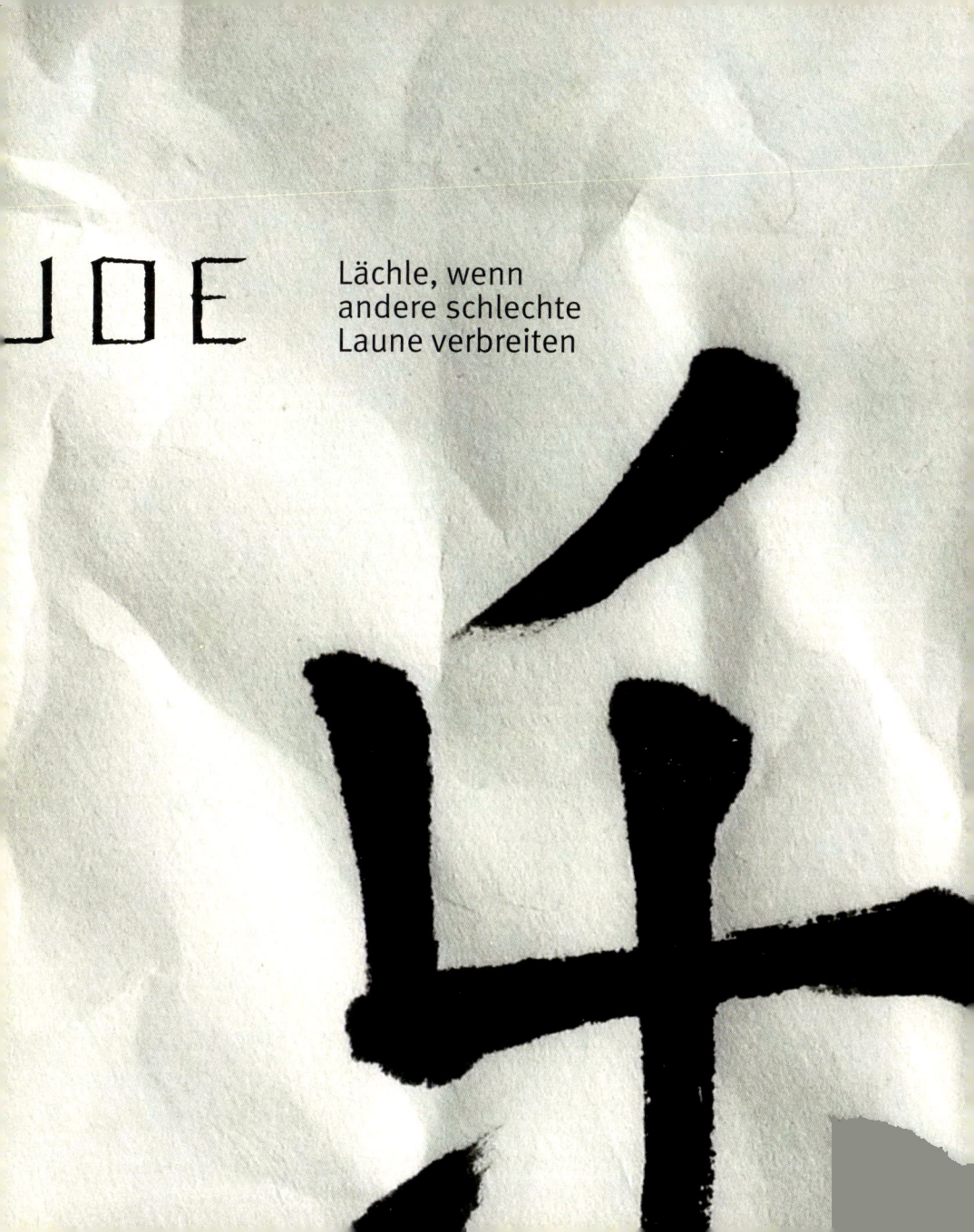

JOE

Lächle, wenn
andere schlechte
Laune verbreiten

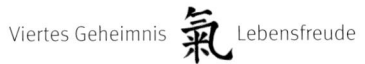

»Der kürzeste Weg zwischen zwei Menschen ist ein Lächeln.«
(Chinesische Weisheit)

Als wir am folgenden Tag aufbrachen, strahlte der Himmel postkartenblau, ohne eine einzige Wolke. Wir fuhren mit einem der preisgünstigen Kleinbusse, die an jeder Straßenecke anhalten und neue Passagiere aufnehmen und leider über keine Klimaanlage verfügen. Herr Fu saß am halb geöffneten Fenster mit einem breiten Strohhut auf dem Kopf, in einem olivgrünen Hemd mit hohem Stehkragen. Ihm machte die Hitze offenbar nichts aus. Ich hingegen schwitzte unablässig seit Fahrtbeginn und hoffte, dass wir den Arbeitsort von Frau Li bald erreichen würden. Nach einer Stunde waren wir endlich am Ziel.

EIN GARTEN DER RUHE

Frau Li arbeitete im »Garten der höchsten Harmonie«, einem grünen, idyllischen Kleinod am Rande der Stadt. Als wir den chinesischen Garten betraten, umfing mich der Zauber einer Landschaft, die, anders als die europäischen Gärten, über keine farbenprächtigen Blumenbeete verfügte, aber dafür über bizarre Felsenformationen mit plätschernden Wasserfällen, Holzpavillons, Bogenbrücken und Seerosenteiche mit jadegrünem Wasser.
Auf den überdachten Wegen spazierten einige Besucher, und gerade als ich mich fragte, wie wir Frau Li finden sollten, sah ich eine junge Frau, die zu uns herüberschaute und lächelte. Ich schätzte sie auf Mitte zwanzig, sie war sehr schlank und trug ein luftiges, ärmelloses weißes Baumwollkleid mit

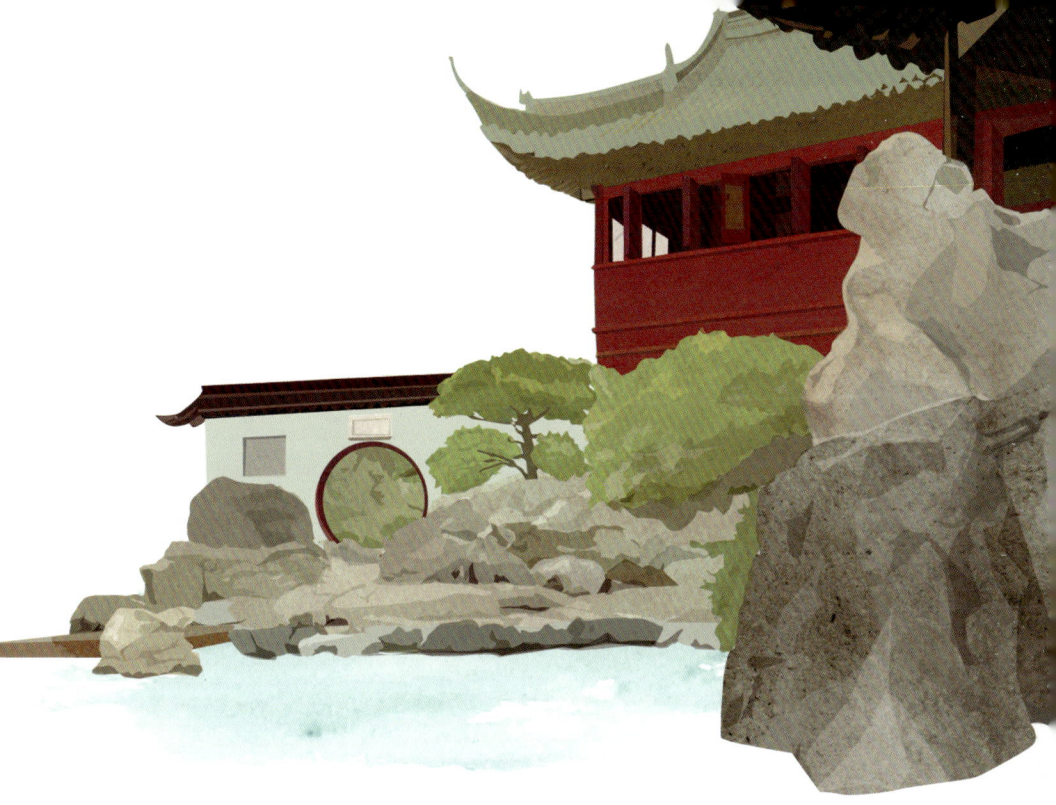

gelben Chrysanthemen. Ihre langen, schwarzen Haare waren zu einem Pferdeschwanz zusammengebunden, und ihr Mund leuchtete rot.

Sie strahlte, als sie auf uns zukam. »Herzlich willkommen, Herr Fu! Hatten Sie eine gute Fahrt? Wie ich sehe, haben Sie Besuch mitgebracht!«

Herr Fu stellte mich vor, und Frau Lis Augen leuchteten. »Kommen Sie, ich zeige Ihnen jetzt die Anlage!«

Wir gingen gemächlich los, und ich fragte Frau Li, wann sie Herrn Fu kennengelernt habe.

»Ich war vielleicht fünf Jahre alt, als ich Herrn Fu zum ersten Mal traf«, sagte sie und strich sich eine Strähne aus dem Gesicht. »Viele Kinder besuchten damals den kleinen Antiquitätenladen um die Ecke, wo Herr Fu uns aus einem Buch alte Geschichten vorlas von Blumenelfen und Wunderkräutlein und von Wanderern im Gebirge. Vielleicht kommt daher meine Leidenschaft für Pflanzen, Wasser und Gestein – das alles finden Sie hier!«

»Kinder und Pflanzen haben vieles gemeinsam«, meinte Herr Fu. »Beide schenken uns Freude, beide muss man pflegen und hegen, damit sie gedeihen. Wie lautet noch ein weises Sprichwort? ›Willst du eine Stunde glücklich sein, so betrinke dich. Willst du drei Tage glücklich sein, so heirate. Willst du acht Tage glücklich sein, so schlachte ein Schwein und gib ein Festessen. Willst du ein Leben lang glücklich sein, so schaffe dir einen Garten.‹«

Frau Li nickte und hakte sich bei Herrn Fu ein. Als wir gerade über eine Bogenbrücke gingen, erklärte uns Frau Li: »Sobald man diese Brücke von links nach rechts überquert, verlängert sich das Leben um einen Tag. So können Sie das hohe Alter einer Schildkröte erreichen.«

Herr Fu lachte. »Ich kenne ein einfacheres Mittel dafür«, sagte er.

»Und das wäre?«, fragte Frau Li neugierig.

»Jede Minute, die du lachst, verlängert dein Leben um eine Stunde«, antwortete Herr Fu.

»Oh«, sagte Frau Li, »können Sie mir denn etwas erzählen, das mein Leben auf der Stelle verlängert?«

Herr Fu überlegte einen Augenblick und erinnerte sich schließlich an einen Witz. »Zwei Frauen trafen sich einst auf der Straße. Die eine erzählte der anderen: ›Mein Sohn ist zu nichts nutze. Aber jetzt hat er angefangen zu meditieren.‹ ›Ach‹, sagte die andere, ›wie interessant. Und wie funktioniert das?‹ ›Das weiß ich nicht so genau‹, antwortete die andere schulterzuckend. ›Aber immer noch besser, als dazusitzen und nichts zu tun.‹«

Frau Lis Lachen klang so hell wie das Klingeln von Pagodenglöckchen.

MENSCHEN IM PARK

Wir wanderten im Schatten alter Kiefern, Trauerweiden und Bambussträucher, vorbei an Wasserpavillons und über Holzbrücken, die über Wasserläufe führten. Auf dem Weg sahen wir ein paar alte Männer im Schatten der Bäume Karten spielen. Sie schienen glücklich zu sein. Solche Szenen hatte ich auch in der Stadt gesehen, auf den Straßen oder in den Parks, wo ältere Menschen auf Bänken zusammensaßen, in Freizeitkleidung, mit Sandalen oder barfuß, und plaudernd ihren Nachmittag verbrachten.

Nach einer Wegbiegung trafen wir auf zwei Touristen in kurzen Hosen, mit Sonnenbrillen und überdimensionalen Sonnenhüten. Die Frau wischte sich mit einem Taschentuch den Schweiß von der Stirn, während der Mann – hochrot im Gesicht – aufgeregt mit einem Faltblatt hantierte und seine Frau in einer Sprache anschrie, die ich nicht verstand. Frau Li ging auf die beiden zu und fragte in perfektem Englisch, ob sie helfen könne.

»Wir suchen schon ewig nach diesem Pego-Paga…, diesem Turm da«, rief der Mann aufgeregt und pikte heftig mit dem Finger auf seinen Plan.

»Und diese verfluchte Hitze«, keuchte die Frau und fächelte sich mit dem Tuch Luft zu. »Es ist ja unglaublich heiß hier, und die Mücken bringen mich noch um den Verstand. Gibt's denn hier weit und breit keinen Laden, wo man ein Mückenspray kaufen kann?«

Frau Li bedauerte freundlich, dass sie die Pagode nicht gleich gefunden hätten, und wies ihnen lächelnd den richtigen Weg.

»Ich habe doch gleich gesagt, dass das die falsche Richtung ist«, raunzte die Frau ihren Mann an. Und an Frau Li gewandt: »Sie sollten wirklich Wegweiser aufstellen und sich mal um diese schreckliche Mückenplage kümmern!« Dann stapften die beiden weiter, ohne ein einziges Wort des Dankes.

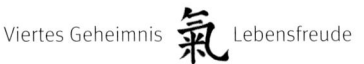

Ich war sprachlos. Wie konnte man nur so unhöflich sein? Am liebsten wäre ich den beiden nachgegangen und hätte ihnen meine Meinung gesagt. Aber Frau Li drehte sich einfach um und lächelte unverdrossen.

LÄCHELN – UND DIE GÜTE VERMEHREN

»Wie können Sie nur so gelassen bleiben?«, fragte ich verständnislos, aber sie zuckte nur mit den Schultern.

»Lächle, wenn andere schlechte Laune verbreiten«, sagte sie. »Wenn ich mich jedes Mal darüber ärgern würde, dass jemand unfreundlich zu mir ist, würde ich nur meine Zeit vergeuden. Und meine Zeit ist mir viel zu kostbar, als dass ich sie mir durch einen dummen Spruch vermiesen lasse.«

»Frau Li hat völlig recht«, sagte Herr Fu und legte eine Hand auf meine Schulter. »Verwandle große Schwierigkeiten in kleine und kleine in gar keine. Laotse sagt: ›Ich bin gut zu denen, die gut sind. Aber ich bin auch gut zu denen, die nicht gut sind. Denn so vermehre ich die Güte.‹«

»Aber eigentlich bin ich immer noch wütend über die Respektlosigkeit und Arroganz dieser beiden Leute. Wie kann ich denn einem feindseligen Menschen die Hand reichen?«, erwiderte ich.

»Der beste Weg, um deinen Feind loszuwerden, ist, ihn zum Freund zu machen. Konfuzius sagt: ›Vergiss Kränkungen, aber nie Freundlichkeiten.‹«

Frau Li klatschte in die Hände und meinte: »Genug philosophiert, meine Herren, wir müssen weiter.«

»Wende dich niemals ab, wenn du einem Hindernis begegnest.
Entwaffne es durch Geduld und durch Freude.« (Buddha, 5. Jh. v. Chr.)

Nach zehn Minuten Fußweg erreichten wir einen Toreingang aus vier Rundbögen, der zu einem Haus mit Innenhof führte. Dort standen Kübel mit kunstvoll geschnittenen Bonsais und mit Pfingstrosen. Wir gingen weiter und gelangten hinter dem Haus zu einem großflächigen, künstlich angelegten Teich. Große grüne Lotosblätter bedeckten fast das gesamte Wasser, hier und da leuchteten zartrosa Blüten.

»Alles wirkt sehr harmonisch und natürlich«, bemerkte ich, bewunderte die prachtvollen Blüten und sah mir auch die Blätter aus der Nähe an.

»Alles folgt dem Qi, dem richtigen Energiefluss«, erklärte Herr Fu. »Und jede Pflanze hat ihre Bedeutung. Die Lotosblume symbolisiert die Fruchtbarkeit und die Reinheit der Seele. Sie zählt zu den acht buddhistischen Kostbarkeiten.«

»Sehen Sie nur, wie das Wasser von den Lotosblättern abperlt!«

»Nichts kann dem Lotos von außen etwas anhaben«, erklärte Herr Fu, »die Tropfen perlen an seinen Blättern ab wie an einer Schutzhülle. Auf diese Weise bewahrt er seine Reinheit und Schönheit.«

Frau Li verschwand im Haus und kehrte kurz darauf mit einer Bildrolle wieder. »Das Bild, das Sie bestellt haben«, sagte sie und überreichte es Herrn Fu. »Und jetzt bringe ich Sie noch zu unserem neuen Teehaus im Jadesee.«

EIN BESUCH IM TEEHAUS

Das Teehaus »Zum glücklichen Buddha« war ein luftiger, doppelgeschossiger Pavillon mit roten Säulen und grauen Dachziegeln. Der einzige Zugang über den See war eine traditionelle Zickzackbrücke, die durch ihre Form böse Geister fernhalten soll. Ein paar Gäste saßen auf Rattansesseln an kleinen Tischen und tranken Tee. Einige unterhielten sich lautstark, andere dösten vor sich hin oder spielten Mahjong, ein chinesisches Gesellschaftsspiel mit beschrifteten Spielsteinen, den Regeln nach ähnlich dem westlichen Rommé-Kartenspiel. Wir nahmen an einem der seitlichen Tische Platz, von wo wir einen wunderbaren Blick auf den Jadesee hatten. Pärchen fuhren mit Ruderbooten über das Wasser, das im Sonnenlicht glitzerte.

Zu meinem Bedauern konnte Frau Li nicht bleiben.

»Ich hoffe, unser Garten hat Ihnen gefallen. Es war sehr schön, Sie kennenzulernen«, sagte sie und verabschiedete sich mit einer kleinen Verbeugung. Im Weggehen flüsterte sie der Bedienung etwas ins Ohr.

Herr Fu legte die Bildrolle bedächtig auf den Tisch und betrachtete sie wie einen Schatz.

»Wollen Sie sie denn nicht öffnen?«, fragte ich.

»Ich habe Sie lang genug warten lassen, nicht wahr?«, antwortete er und rollte das Bild auseinander. Mit feinen Tuschestrichen hatte Frau Li einen Vogel, der auf einem Bambuszweig saß, gezeichnet. Darüber stand ein Vers:

»Wenn ich einen grünen Zweig im Herzen trage,

wird sich ein Singvogel darauf niederlassen.«

»Ein schöner Spruch«, sagte ich, als Herr Fu zufrieden nickte.

Sorgsam rollte er das Bild wieder zusammen. »Für mich ist es der Ausdruck wahrer Lebensfreude. Und ich glaube, wir haben heute alle einen grünen Zweig in unserem Herzen getragen.«

Herr Fu hatte noch nicht zu Ende gesprochen, da trat der Kellner an unseren Tisch, brachte Tee und einen Teller mit süßen Eierpuddingtörtchen.

»Bitte sehr, meine Herren. Mit einem schönen Gruß von Frau Li.«

Wir nahmen diese Aufmerksamkeit dankend entgegen.

»Warum kann man sich eigentlich beim Teetrinken so gut entspannen?«, wollte ich wissen.

»Eines der Geheimnisse, das schon unsere Vorfahren entdeckt haben«, sagte Herr Fu. »Die meisten Menschen trinken hierzulande grünen, unfermentierten Tee – der weckt die Lebensgeister, ist verdauungsfördernd und beruhigt die Nerven. Eine Tasse Tee zur Begrüßung galt schon zu Kaiserzeiten als Zeichen der Wertschätzung und der Gastfreundschaft. Ein Sprichwort besagt sogar, Freundschaft sei wie eine Tasse Tee: Sie müsse klar und durchscheinend sein, und man müsse bis auf den Grund schauen können.«

»Ich dachte immer, die Japaner hätten die Teezeremonie erfunden.«

»Nun, China und Japan haben – obwohl Nachbarn – ihre jeweils eigene Teekultur entwickelt. Die eigentliche Heimat des Tees aber ist China. Während die traditionelle Teezeremonie in Japan einen eher ernsten Charakter besitzt, wird in China der Tee mit Ausgelassenheit und Freude zelebriert. Der zweite Aufguss ist entscheidend. Schon die Namen, die man ausgewählten Teesorten zukommen ließ, spiegeln die Poesie und die Wertschätzung des Tees wider: ›Schnee weht über den grünen See‹, ›Tanzender Schmetterling‹ oder ›Grünes Gold‹.«

»Eine Bekannte von mir trinkt nur Pu-Erh-Tee«, sagte ich und erinnerte mich an den ungewöhnlich starken, erdigen Geschmack.

> »Tee erleuchtet den Verstand, schärft die Sinne,
> verleiht Leichtigkeit und Energie
> und vertreibt Langeweile und Verdruss.«
> (Chinesische Volksweisheit)

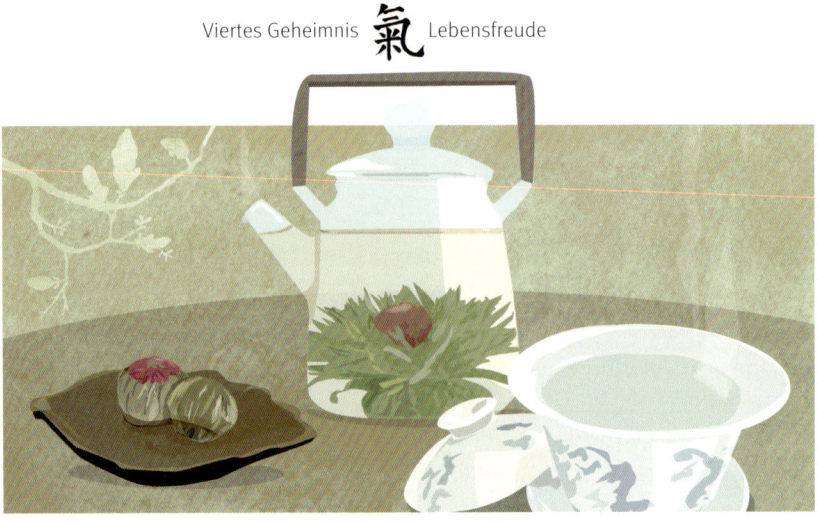

»Ja, der rote Pu-Erh-Tee aus dem Südwesten Chinas, der Provinz Yunnan. Der Tee ist sehr gesund, er entschlackt und fördert die Verdauung. Manche Menschen sind davon überzeugt, dass er sogar zur Gewichtsabnahme beitragen kann.«

Als ich Herrn Fu Tee eingießen wollte, hielt ich verdutzt inne, denn in der Kanne befand sich lediglich heißes Wasser. Da hier offensichtlich ein Irrtum vorliegen musste, stand ich auf, um bei der Bedienung nachzufragen, aber Herr Fu hielt mich am Arm zurück.

»Setzen Sie sich. Es ist alles in Ordnung. Frau Li hat uns eine besondere Spezialität servieren lassen: Teeblumen.« Er zeigte auf einen Teller mit nussförmigen Kugeln. »Passen Sie auf.«

Herr Fu hob den Deckel von der Kanne, nahm eine Kugel in die Hand und setzte sie vorsichtig ins Wasser. Staunend beobachtete ich, wie sich die Kugel langsam zu einem wunderschönen Bouquet aus Jasmin- und Amaranthblüten entfaltete, die das Wasser in duftenden Tee verwandelten.

»Absolut faszinierend«, sagte ich begeistert, als Herr Fu eingoss, und ich wagte es erst kaum, von diesem Getränk zu kosten.

»Mich erfüllt es mit Freude, dass Sie in diesem Garten aufblühen wie diese Teerose«, sagte Herr Fu. »Einen Tag ungestörter Muße zu verleben heißt, einen Tag lang ein Unsterblicher zu sein.«

Plötzlich fiel mir ein, dass ich schon morgen abreisen musste. »Wirklich schade, dass mein Urlaub morgen Abend zu Ende ist. Ich werde das alles hier sehr vermissen.«

Herr Fu schwenkte den Tee in seiner Tasse, während er sprach. »Ich verstehe Sie gut, mein junger Freund, aber der Mensch kann nicht ununterbrochen gute Zeiten haben, so wie die Blume nicht hundert Tage blühen kann. Das Glück ist wie ein zarter Schmetterling, der sich auf deiner Hand ausruht. Eine Freude vertreibt hundert Sorgen.«

Wir aßen die süßen, noch lauwarmen Eierpuddingtörtchen.

Herr Fu lächelte mich an. »Kommen Sie. Morgen feiern wir ein Abschiedsfest. Konfuzius sagt: ›Es ist klüger, ein winziges Lämpchen anzuzünden, als sich über die Dunkelheit zu beklagen.‹ Und was vertreibt die Sorgen besser als eine passende Qigong-Übung?« Herr Fu lächelte. »Eine Übung, die Sie an diesen wundervollen Frühlingstag erinnern wird. Ihr Name lautet: ›Die Rückkehr zum Frühling.‹«

»Dem Freudigen erwächst Heiterkeit.
Dem im Geist Heiteren kommt der Körper zur Ruhe.
Der im Körper Ruhige fühlt Glückseligkeit.
Dem Glückseligen ordnet sich das Denken.«
(Buddha, 5. Jh. v. Chr.)

DIE RÜCKKEHR ZUM FRÜHLING

»Wende dich stets der Sonne zu, dann fallen die Schatten hinter dich.«

(Chinesische Weisheit)

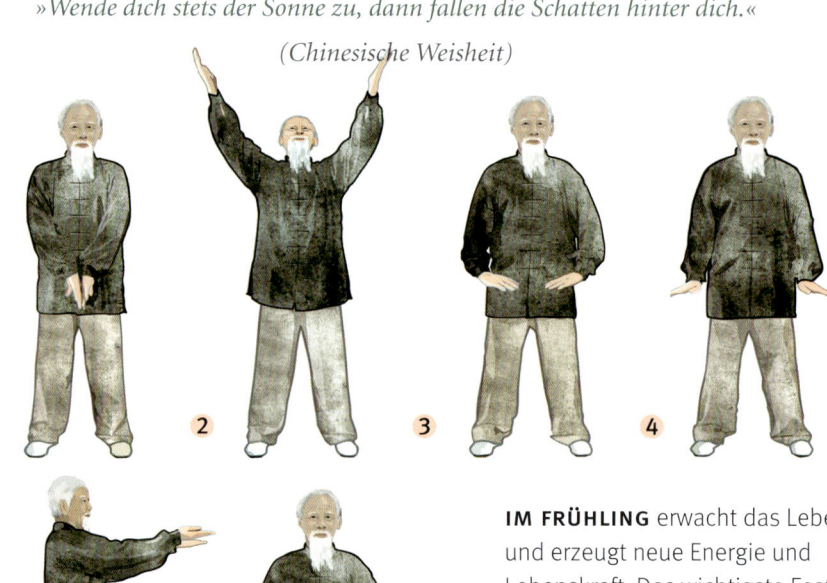

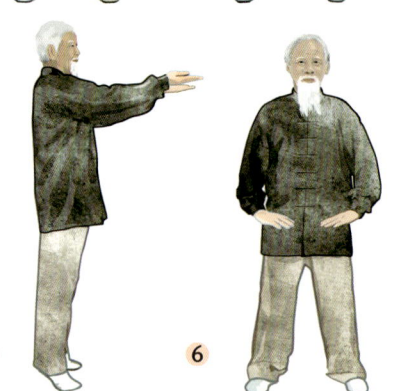

IM FRÜHLING erwacht das Leben und erzeugt neue Energie und Lebenskraft. Das wichtigste Fest der Chinesen ist das Frühlingsfest. Gemäß dem Mondkalender wird das alte Jahr verabschiedet, und man begrüßt das neue Jahr mit bunten Lampions, Löwentanz und Glück bringenden Schriftzeichen an den Türen.

GRUNDHALTUNG: Stehen Sie aufrecht, die Füße parallel zusammen, die Knie flexibel. Die Arme hängen locker, die Hände berühren die Oberschenkel seitlich, der Blick geht geradeaus (Seite 27).

ÜBUNG: 1 Stellen Sie sich schulterbreit hin, und legen Sie Ihre Hände mit den Handrücken vor dem Körper aneinander. **2** Beim nächsten Einatmen heben Sie die Hände so langsam vor dem Körper hoch bis zum Gesicht. Dann öffnen Sie die Arme nach oben und außen zu einem V, und Ihr Blick geht in Richtung Himmel. **3** Beim Ausatmen senken Sie die Arme wieder bis vor den Bauchnabel. Die Handflächen zeigen zum Boden, und der Blick ist nach vorn gerichtet. **4** Drehen Sie nun die flachen Hände in einem kleinen Bogen nach außen, als ob Sie über Gras streichen würden. **5** Mit dem Einatmen heben Sie die Arme vor dem Körper bis auf Schulterhöhe und wenden dabei die Handflächen nach oben. Gleichzeitig heben Sie die Fersen an. **6** Mit dem Ausatmen senken Sie die Fersen zum Boden und führen gleichzeitig die Hände wieder bis vor den Bauchnabel, die Handflächen weisen nach unten.
Wiederholen Sie diesen Bewegungsablauf 1 Minute lang.

WIRKUNG: Die Übung schult das Gleichgewicht und die Standfestigkeit. Indem man sich während des Übens die Schönheit der Natur, die Farbenpracht der Blumen vorstellt, wird die Lebensfreude gestärkt. Richtet man seine Aufmerksamkeit auf folgende Meridianpunkte, fördert dies die innere Zufriedenheit: Nierenmeridian 1 (»hervorströmender Frühling«, an der Fußsohle, mittig am Übergang vom Ballen zum weichen Mittelfußbereich) und Herzbeutelmeridian 8 (Laogong-Punkt, auch »Palast der Besorgnis«, in der Mitte des Handtellers).

Gleichnis

DIE HEITERKEIT DES HERZENS

Die Natur des Ohres ist es, die Töne zu lieben; aber wenn das Herz nicht heiter ist, so mögen alle fünf Klänge ertönen, und man hört sie nicht. Die Natur des Auges ist es, die Farben zu lieben; aber wenn das Herz nicht heiter ist, so mögen alle fünf Farben vor Augen sein, und man sieht sie nicht. Die Natur der Nase ist es, Düfte zu lieben; aber wenn das Herz nicht heiter ist, so mögen alle Düfte einen umgeben, und man riecht sie nicht. Die Natur des Mundes ist es, Wohlgeschmäcke zu lieben; aber wenn das Herz nicht heiter ist, so mögen Speisen von allen fünf Geschmacksarten vor einem stehen, und man isst sie nicht. Das Begehren wohnt in den Sinnen, die Heiterkeit oder Nichtheiterkeit aber liegt im Herzen. Das Herz muss in Harmonie und Ruhe sein, dann erst wird es heiter.

(Lü Bu We, ca. 300–235 v. Chr.)

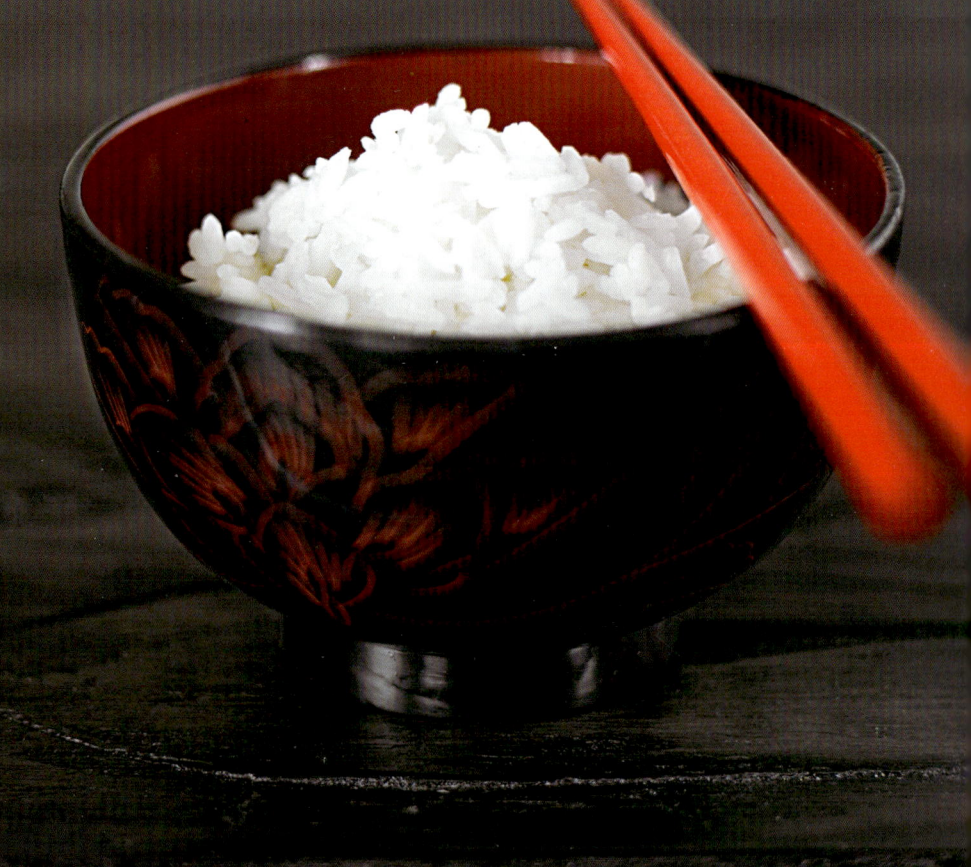

HEIT

Achte die kleinen
Dinge im Leben
wie die großen

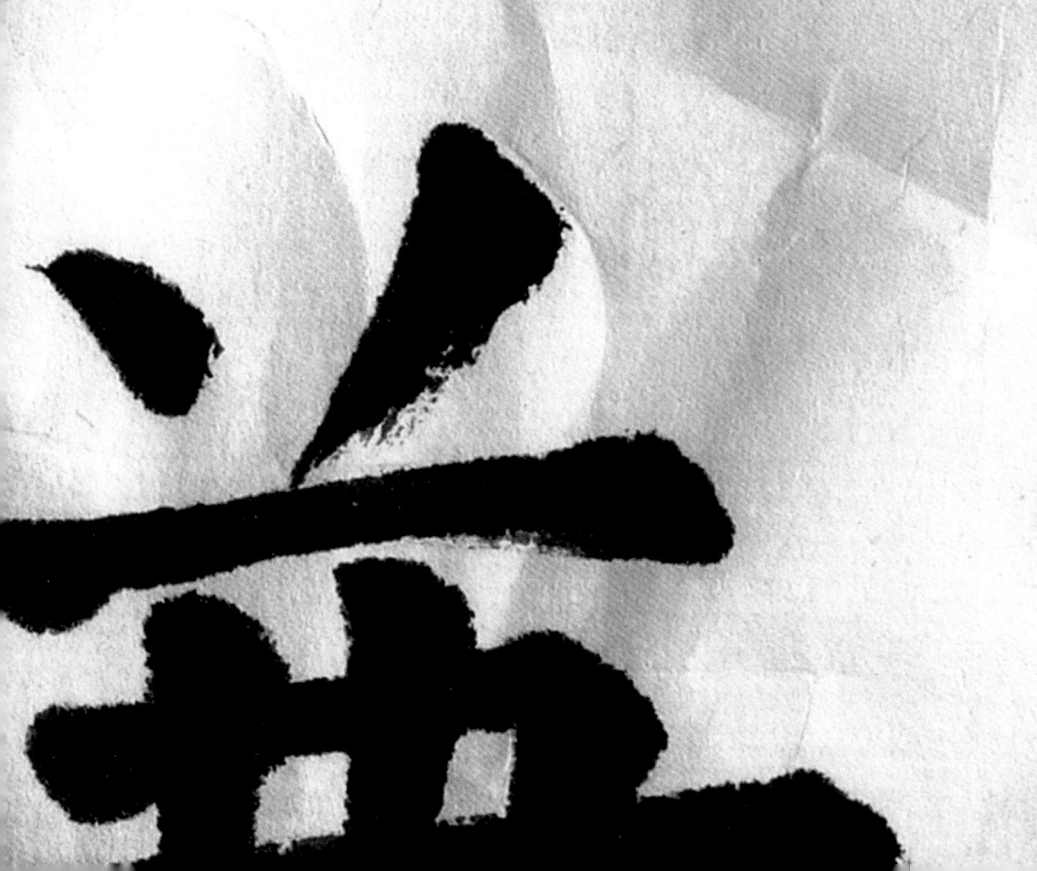

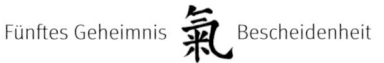

»Wenn du erkennst, dass es dir an nichts fehlt,
gehört dir die ganze Welt.«
(Laotse, 6. Jh. v. Chr.)

Ich war beinahe angekommen. Zumindest glaubte ich das. Das Dorf war von einer alten Steinmauer umgeben, und mit seinen verwinkelten Gassen und Wohnhöfen aus Stein, Lehmziegeln und Holz besaß es den Charme einer längst vergangenen Epoche. Es war klein und beschaulich. Genau so, wie ich es mir in meiner Vorstellung ausgemalt hatte.

Ein paar Hühner liefen an mir vorbei, als ich über die Schwelle einer alten, halb verfallenen Hausanlage trat. Die großen Holztüren führten mich zu einem Innenhof. Eine offen stehende Tür gewährte mir den Blick in die Küche, in der ein riesiger Kessel auf offenem Feuer dampfte. Im Hof spielten Kinder, und eine alte Frau mit einem großen Strohhut auf dem Kopf trocknete frische Teeblätter in einem Bambuskorb. In einem Stuhl, die Lider geschlossen, döste Herr Fu. Als ich näher trat, öffnete er seine Augen. Plötzlich stieg weißer Rauch um uns auf. Ich fuchtelte mit den Armen, um den Nebel zu vertreiben, und hörte gerade noch, wie mir Herr Fu zuflüsterte: »Wie ich sehe, haben Sie den richtigen Weg eingeschlagen.«

Dann schlug ich die Augen auf. Die Zeiger meines Weckers standen auf zwei Uhr. Draußen war es noch dunkel. Ich schlug die Bettdecke beiseite und holte mir einen Schluck Wasser. Mit dem Glas in der Hand stand ich eine Weile nachdenklich am Fenster und blickte hinunter auf die Straße, die ruhig und verlassen dalag. Ich fing an zu lächeln.

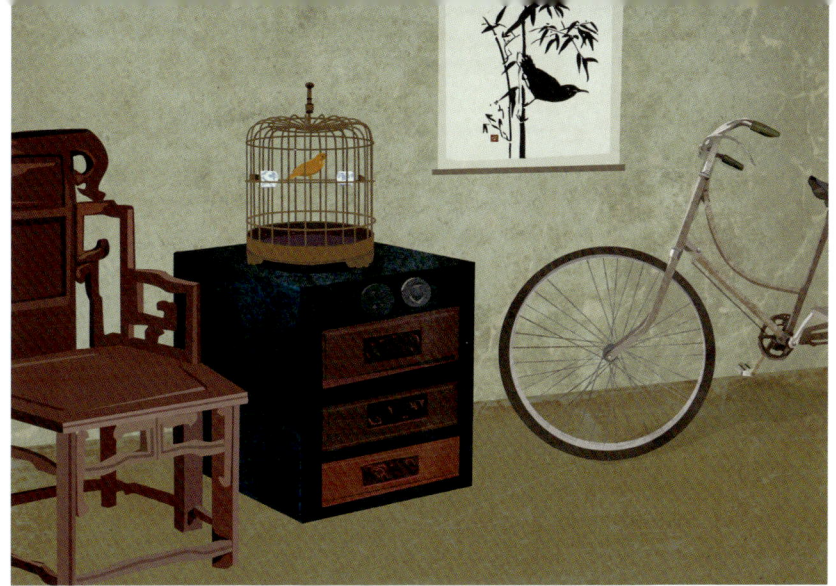

EIN BESUCH BEI HERRN FU

Wer hoch hinauswill, braucht ein gutes Maß an Durchhaltevermögen. Und ich wollte ganz nach oben – wie all die anderen, die mit mir vor dem Fahrstuhl mit den geraden Zahlen warteten. Die Fahrstuhltüren öffneten sich, Leute drängten heraus, dann wurde ich mit der Menge in den Aufzug geschoben. Nach kurzer Zeit hatte mich der Fahrstuhl wieder ausgespuckt, und ich stand vor einer roten Wohnungstür mit einem Sicherheitsstahlgitter davor, mitten auf dem Flur im 28. Stock eines Hochhauses. Einige Bewohner hatten ihre Türen weit offen stehen, aus manchen Wohnungen schallte der Klang von Fernsehgeräten. Ich klingelte.

Ein gut gelaunter Herr Fu, der noch eine lange weiße Kochschürze umgebunden hatte, öffnete mir die Tür und begrüßte mich herzlich. Ich überreichte ihm süßen Kuchen in einer Pappschachtel, den ich in einem kleinen Laden gekauft hatte.

»Mein lieber Freund, kommen Sie herein, kommen Sie! Treten Sie bitte ein in mein bescheidenes Reich«, sagte Herr Fu und führte mich in seine Einzimmerwohnung, die vielleicht gerade mal so groß wie mein Wohnzimmer daheim war. Küche und Bad mussten winzig sein.

Im Wohnraum stand auf einer schwarz lackierten Holzkommode ein Bambuskäfig, in dem ein kleiner orangefarbener Vogel von Stange zu Stange sprang. Es gab ein braunes Klappsofa, und ein rostiges Fahrrad lehnte an der Wand. Darüber hing das Rollbild von Frau Li. In der Mitte des Raumes war ein runder Holztisch für vier Gäste eingedeckt.

»Oh, wie ich sehe, erwarten Sie noch Besuch?«

»Oh ja!«, freute sich Herr Fu. »Ich habe mir erlaubt, zwei weitere Gäste einzuladen. Zwei gute Bekannte. Aber bitte, setzen Sie sich doch!«

Noch bevor ich mir einen Sitzplatz ausgesucht hatte, klingelte es an der Tür. Es war Herr Dr. Wang, lächelnd von einem Ohr zum anderen, in einem hellblauen Sporthemd, weißer Hose und mit einem ausladenden Obstkorb in den Händen, auf dem zuoberst eine leuchtend gelbe Zuckermelone lag.

»Wie schön, Sie wiederzusehen!«, rief Herr Wang und überreichte Herrn Fu seinen Korb so schwungvoll, dass die Melone beinahe zu Boden gefallen wäre. Herr Fu fing sie lächelnd auf und bedankte sich herzlich.

»Nehmen Sie doch bitte neben unserem jungen Freund Platz, Dr. Wang.«

»Sehr gerne«, sagte dieser und setzte sich zu mir. Wir unterhielten uns über die vergangenen Tage und meine zahlreichen Eindrücke, die ich bislang gesammelt hatte. Ich redete wie ein Wasserfall. Dabei hatte ich bei Weitem noch nicht alles gesehen, es gab noch so vieles zu entdecken.

»Schade, dass Sie so frühzeitig abreisen müssen. Aber Sie besuchen uns doch bald wieder, nicht wahr?«, fragte Herr Wang aufmunternd und lächelte.

»Nichts lieber als das«, antwortete ich ein bisschen wehmütig.

Herr Fu brachte uns Tee, als es erneut klingelte. Er öffnete die Tür, und herein trat Frau Li mit einem großen roten Paket und einer chinesischen Gebäckdose unter dem Arm. Sie strahlte, ihr langes Haar fiel glatt über ihre Schultern, und in ihrem rosafarbenen Baumwollkleid, mit den weißen Stoffschuhen und der Seidenhandtasche sah sie aus wie der junge Frühling. »Hallo! Ich hoffe, ich bin nicht zu spät«, rief sie etwas außer Atem, stellte ihre Sachen auf dem Tisch ab und umarmte Herrn Fu herzlich.

»Nun können wir also getrost mit dem Festessen beginnen.« Herr Fu band seine Schürze ein wenig enger.

»Aber erst wenn unser Ehrengast sein Geschenk ausgepackt hat«, sagte Frau Li und überreichte mir das rote Paket.

GESCHENKE FÜR DEN GAST

Verdutzt nahm ich es entgegen und band die große Seidenschleife auf. Zum Vorschein kam ein chinesisches Teeservice aus feinem weiß-blauen Porzellan und dazu eine Tüte mit Teeblumen. Ich bedankte mich überschwänglich bei Frau Li und bedauerte, dass ich ihre Großzügigkeit nicht sofort erwidern konnte. Doch sie wehrte nur bescheiden ab und versicherte mir, dass es kaum der Rede wert sei. Im Gegenzug versprach ich, ihr etwas aus Europa zu schicken, sobald ich wieder zu Hause angekommen sei.

Und dann stellte Dr. Wang auch noch ein grünes Seidenkästchen vor mich auf den Tisch. Er öffnete den Deckel: Auf rotem Samt gebettet, lagen zwei silberne Qigong-Kugeln. Ich war sprachlos.

»Eine Kleinigkeit von mir«, sagte Herr Wang. »Ich dachte mir, dass Sie womöglich eine gute Verwendung dafür hätten. Mit diesen Kugeln können Sie Ihr Qi stärken, bestimmte Akupunkturpunkte in der Handfläche massieren,

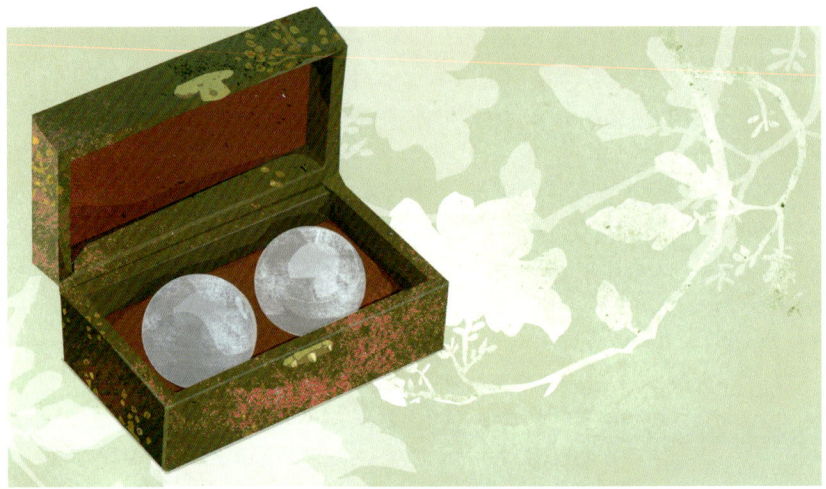

Ihre Hand- und Armmuskulatur kräftigen und gleichzeitig entspannen und Stress abbauen. Lassen Sie die Kugeln einfach in Ihrer Hand umeinander kreisen. Nach einer Weile werden Sie ihre Wirkung spüren.«

Ich nahm die beiden glatten Kugeln in meine rechte Hand. Sie fühlten sich schwer an und schmiegten sich in meinen Handballen, als wären sie für mich gemacht. Im Inneren klingelten sie wie helle Glocken. »Sie sind perfekt, Herr Dr. Wang. Vielen Dank, danke, ich … ich weiß wirklich nicht, was ich noch sagen soll«, stammelte ich verlegen.

»Dann lasst uns anfangen zu essen, bevor es kalt wird«, sagte Herr Fu. Er hob seine Teeschale. »Schätze jeden Tag! Ich trinke auf die Gesundheit und auf ein langes Leben!« Wir prosteten uns zu.

Wir aßen Feuertopf, eine chinesische Variante des Fondues, bei dem Gemüse, Meeresfrüchte und Fleischstückchen in einen Topf mit zweierlei Brühen getunkt werden. Dazu gab es pikante Soßen mit Ingwer, Knoblauch, Sesamsamen und Sojasoße. Das gute Essen und die fröhlichen Gespräche mit meinen neuen Freunden ließen mich vergessen, wie die Zeit voranschritt. Doch schließlich war es so weit: Die Stunde des Abschieds stand bevor.

HERRN FUS ABSCHIEDSGESCHENK

Nachdem Frau Li und Herr Wang aufgebrochen waren, blieb ich noch einen Augenblick bei Herrn Fu, um ihm beim Aufräumen zu helfen. Ich bestand darauf, den Abwasch zu erledigen.

»Was für eine fabelhafte Idee, Herrn Dr. Wang und Frau Li einzuladen! Es ist schon eine Weile her, dass ich mich mit richtig netten Menschen so gut amüsiert habe. Ich hatte einfach keine Zeit, oder, besser gesagt, ich habe sie mir nicht genommen«, sagte ich.

»Glück entsteht oft aus den kleinen Dingen. Unglück oft durch Vernachlässigung kleiner Dinge«, murmelte Herr Fu und setzte sich auf sein Sofa.

Ich trocknete mir die Hände ab und setzte mich zu ihm. »Herr Fu, ich danke Ihnen für Ihre Einladung. Ich habe mich gefühlt, als hätte ich Geburtstag.«

»Manchmal braucht es nicht viel, um glücklich zu sein«, antwortete Herr Fu. »Ein freundliches Wort erfreut das Herz. Eine einfache Speise, gut zubereitet, entzückt den Gaumen. Geselligkeit schafft Geborgenheit. Die Freude eines anderen zu teilen, stolz zu sein über die eigenen Fähigkeiten und Fertigkeiten: Darin besteht oftmals das große Glück. Wer bescheiden bleibt und auf Genügsamkeit sinnt, ist immer zufrieden.«

»Aber ist es ausreichend, bescheiden zu sein, um glücklich zu sein? Viele Leute streben ja doch in erster Linie nach Reichtum, Besitz und Anerkennung. Das ist es, was sich die Menschen wünschen.«

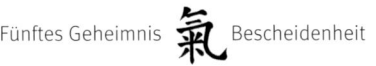

»Die Arbeit läuft dir nicht davon,

wenn du deinem Kind den Regenbogen zeigst.

Aber der Regenbogen wartet nicht,

bis du mit der Arbeit fertig bist.« (Chinesische Weisheit)

»Um reich zu sein, bedarf es keines gefüllten Bankkontos«, erwiderte Herr Fu. »Der zufriedene Mensch, wenn auch arm, ist glücklich, der unzufriedene Mensch, wenn auch reich, ist traurig. Sehen Sie, mein junger Freund, der Grad der Zufriedenheit misst sich nicht an materiellen Dingen. Eine alte Weisheit besagt: ›Mit Geld kannst du ein Haus kaufen, aber kein Zuhause. Mit Geld kannst du eine Uhr kaufen, aber nicht die Zeit. Und mit Geld kannst du ein Buch kaufen, aber kein Wissen.‹«

»Bedeutet das, dass ich mich mit dem zufriedengeben muss, was ich bereits erreicht habe?«, überlegte ich.

Herr Fu wippte ein wenig mit dem Kopf. »Nun, genug zu haben ist Glück, wusste schon Laotse. Aber Bescheidenheit meint aus meiner Sicht viel mehr. Bescheidenheit bedeutet auch, dass man nicht stets auf der Suche nach dem ist, was einem fehlt, sondern dass man sich an den Dingen erfreut, die man hat. Und die scheinbar kleinen Dinge im Leben sollte man so schätzen wie die großen. Manchmal sogar noch mehr.«

Bei diesen Worten fiel mein Blick auf die Qigong-Kugeln und das Teeset. »Herr Dr. Wang und Frau Li haben sich sehr viel Mühe gegeben. Die Geschenke sind großartig.«

»In der Tat«, sagte Herr Fu. »Denn sie kommen von Herzen. Freude zu verschenken ist auch eine Form von Glück. Freude für denjenigen, der nimmt, aber auch für denjenigen, der gibt. Denn Glück ist das Einzige, das sich verdoppelt, wenn man es teilt. Aber *ein* Abschiedsgeschenk fehlt noch.«

Herr Fu langte zur Kommode hinüber, auf der ein kleines Buch mit einem blauen Einband lag, und überreichte es mir. »Nur zu«, sagte er aufmunternd, und zögernd schlug ich die erste Seite auf.

Dort stand in schöner Kalligrafie das chinesische Schriftzeichen für Qi. Darunter ein Sinnspruch von Laotse: »Wer andere erkennt, ist gelehrt. Wer sich selbst erkennt, ist weise.«

Ich blätterte weiter in dem Buch, aber die restlichen Seiten waren leer. Ich runzelte die Stirn. »Was bedeutet das?«, fragte ich unsicher, denn ich begriff zunächst nicht. War dies wieder eines dieser Rätsel, die ich selbst lösen musste? Allmählich dämmerte es mir. »Leere Seiten, die gefüllt werden müssen. Ein Tagebuch, nicht wahr?«

Herr Fu nickte zustimmend und strich sich zufrieden über seinen Bart. »Ganz genau, mein junger Freund. Verbunden mit einem Wunsch: Dieses Buch ist Ihr persönliches Qi-Tagebuch. Schreiben Sie alles nieder, was Sie in den vergangenen Tagen über die Qi-Formel erfahren haben. Notieren Sie auch die Qigong-Übungen, und üben Sie. Tragen Sie Ihre Gedanken weiter in Ihre Welt. Das ist mein Geschenk an Sie.«

Ich blickte auf das Buch in meinen Händen. Ich nahm mir fest vor, noch im Flugzeug mit dem Schreiben zu beginnen.

»Aber bevor sich nun unsere Wege trennen, möchte ich Ihnen noch eine allerletzte Übung mit auf den Weg geben. Diese Übung soll Sie motivieren, Ihr Qi zu stärken.«

»Und wie heißt die Übung?«, fragte ich. Herr Fu lächelte.

»›Der Kranich zeigt seine Lebenskraft‹. Denn der Kranich steht für langes Leben und Durchhaltekraft.«

DER KRANICH ZEIGT SEINE LEBENSKRAFT

»Übe Reglosigkeit, beschäftige dich

mit Untätigkeit, finde im Verzicht Genuss,

und du siehst das Große im Kleinen,

das Viele im Wenigen.« (Laotse, 6. Jh. v. Chr.)

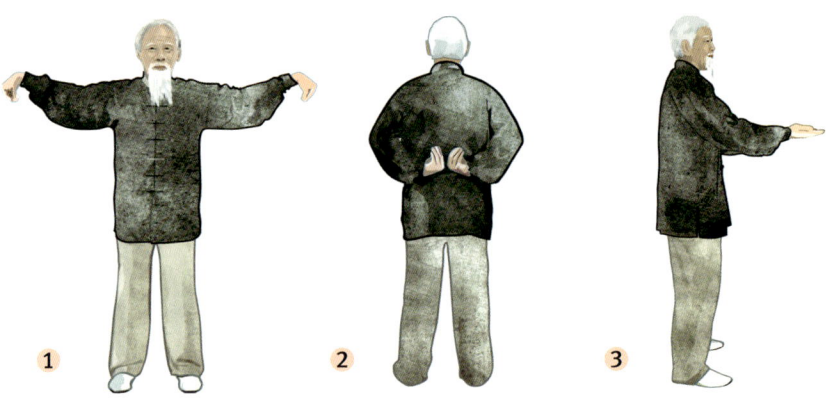

DER KRANICH gilt in China als Symbol für ein glückliches, langes Leben und für Weisheit. Obwohl sehr kraftvoll, strahlt er auch Ruhe und Gelassenheit aus. Der weiße Kranich, der durch sein helles Federkleid und bescheidene Eleganz besticht, wird als heiliges Tier in der chinesischen Mythologie geschätzt und verehrt.

GRUNDHALTUNG: Stehen Sie aufrecht, die Füße parallel zusammen, die Knie flexibel. Die Arme hängen locker, die Hände berühren die Oberschenkel seitlich, der Blick geht geradeaus (Seite 27).

ÜBUNG: Stellen Sie sich schulterbreit hin. **1** Beim nächsten Einatmen heben Sie die Arme zur Seite bis auf Schulterhöhe. Führen Sie zugleich beidseitig die Fingerkuppen zusammen, was einem Kranichkopf ähnelt. **2** Beim Ausatmen legen Sie die Kranichkopf-Hände so auf den Rücken, links und rechts neben der Wirbelsäule, dass die Fingerspitzen nach oben zeigen. Während Sie gleichmäßig ein- und ausatmen, massieren Sie Ihren Rücken mit den Kranichköpfen 20-mal kräftig auf und ab. **3** Mit dem letzten Ausatmen bewegen Sie die Hände blitzschnell nach vorn, öffnen sie zugleich und wenden die Handflächen nach oben. Nach einer kleinen Pause beginnen Sie wieder mit **1**.
Wiederholen Sie diesen Ablauf etwa 1 Minute lang.

WIRKUNG: Der Blasenmeridian, der entlang der Wirbelsäule verläuft, wird aktiviert; das löst Blockaden und Spannungen im Rücken und wirkt harmonisierend auf alle Organe. Durch die Massage am Rücken und das schnelle Bewegen der Hände nach vorn entsteht ein starkes Wärmegefühl, das sich bis in den Kopf bemerkbar macht. Das Herz-Kreislauf-System wird angeregt und somit der Sympathikus aktiviert. Man spürt, wie sich die Lebensenergie im Körper verteilt. Die Stelle, an der die Massage erfolgt, nennt man auch den »Raum der Willenskraft«.
Diese Übung beweist, wie wenig nötig ist, um Energie und Vitalität zu steigern und sich spontan besser zu fühlen.

Gleichnis

WIRKLICHE GRÖSSE

Die Zeit der Herbstfluten war gekommen, hunderte von Wildbächen ergossen sich in den Gelben Fluss. Darüber wurde der Flussgott hochgemut und freute sich und hatte das Gefühl, dass alle Schönheit auf der Welt ihm zu Gebote stehe.

Er fuhr auf dem Strome hinab und kam zum Nordmeer. Da wandte er das Gesicht nach Osten und hielt Ausschau. Aber er entdeckte nicht das Ende des Wassers. Darüber drehte der Flussgott sich um, blickte auf zum Meergott und sagte seufzend: »Erst bei Euch sehe ich, was wirkliche Größe und Unerschöpflichkeit ist. Wäre ich nicht vor Eure Tür gekommen, so wäre ich in Gefahr, dauernd verlacht zu werden von den Meistern der großen Auskunft.«

Der Gott des Nordmeers Jo sprach: »Von allen Wassern auf Erden gibt es kein größeres als das Meer. Und dennoch halte ich mich nicht selbst für groß. Ich bin inmitten von Himmel und Erde nur wie ein Steinchen oder ein Bäumchen auf einem großen Berg, das in seiner Kleinheit nur eben sichtbar ist. Wie sollte ich mich da selber für groß halten?«

(Dschuang Dsi, 365–290 v. Chr.)

EPILOG

ies also war die Geschichte des jungen Mannes, dem von einem alten weisen Chinesen der Weg ins Glück gewiesen wurde. Vielleicht wollen Sie wissen, wie es ihm weiter ergangen ist?

Eine Woche nach seiner Rückkehr saß er wieder an seinem Schreibtisch, zwischen Aktenordnern und gestressten Kollegen, und nippte an seinem grünen Tee. Aber zu seinem Erstaunen war diesmal aller Anfang leicht. Die Arbeit war dieselbe geblieben, aber es hatte sich vieles verändert, denn er hatte sich verändert. Ihm ging es erstaunlich gut. Er war ruhiger, und wenn ihm die Arbeit über den Kopf zu wachsen drohte, dann sagte er zu sich selbst »Halt inne!«, schaute aus dem Fenster in den blauen Himmel hinaus und erinnerte sich an die Worte von Herrn Fu und an die Momente, in denen ihm klar geworden war, was ihn zufriedener machte. Er sah jetzt sich, seine Umgebung, seine Mitmenschen und Kollegen mit anderen Augen. Sein Blick hatte sich geöffnet für die wesentlichen Dinge im Leben, die Gelassenheit, die innere Ruhe. Er wusste jetzt um die Lebensenergie Qi, der er mehr Beachtung schenken musste, und das jeden Tag aufs Neue.

Und er begann zu begreifen, dass das Geheimnis, zufrieden und glücklich zu sein, in ihm lag, dass es schon immer da gewesen war. Er hatte nur verlernt, auf die richtige Weise zu schauen. Aber wenn er für sich selbst erkannte, was im Leben wichtig war, dann konnte es ihm gelingen, zufrieden zu sein. Denn die kostbarsten Schätze findet man überall, wenn man sie nur sucht: im Lachen eines Kindes, in der Gemeinschaft mit geliebten Menschen, in der Natur und in der Stille.

Und er übte Qigong. Regelmäßig – manchmal sogar jeden Tag – machte er die fünf Übungen der Qi-Formel: den Phönix, die Drachen, das Jademädchen, den Frühling und den Kranich. Und jedes Mal fühlte er sich entspannter, voller Energie und wacher. Mit der Zeit spürte er, wie die Übungen seinem ganzen Körper und Geist wohltaten. Und immer, wenn er in sein Qi-Tagebuch blickte, motivierte es ihn, seine Übungen zu wiederholen, und bestärkte ihn stets von Neuem, eine Ruhepause einzulegen, wenn der Stress zu groß wurde oder wenn er sich zu sehr angestrengt hatte.

Und Herr Fu? Nach allem, was Sie über ihn erfahren haben, fragen Sie sich jetzt womöglich, wo Sie ihn finden können, in welcher Stadt und in welchem Park Herr Fu tagtäglich seine Übungen macht. Mit Gewissheit würde er Ihnen antworten: »Sie finden mich überall. Schauen Sie in die Gesichter der Menschen. Schauen Sie ganz genau hin.«

Das habe ich getan. Sie können Herrn Fu überall auf diesem Erdball begegnen – in Asien, in Amerika, auf Grönland oder den Fidschi-Inseln. Oder in Ihrer Stadt, in Ihrer nächsten Umgebung. Letztlich verbirgt sich in jedem von uns ein kleines Stück von Herrn Fu. Und wenn Sie langsam die Augen schließen, jetzt in diesem Augenblick, sehen Sie ihn genau vor sich: mit seinen fröhlichen glänzenden Augen, wie er sich seinen weißen Bart streicht, Sie anblickt und lächelt.

»Bevor ein Baum so groß ist, dass kein Mensch ihn umfassen kann,
wächst er aus einem kleinen Samen empor;
ein Haus mit vielen Stockwerken fängt mit dem ersten Spatenstich an;
selbst die längste Reise beginnt mit dem ersten Schritt.«
(Laotse, 6. Jh. v. Chr.)

BUECHER die weiterhelfen

Bauer, Wolfgang/van Ess, Hans (Hg.): **Geschichte der chinesischen Philosophie: Konfuzianismus, Daoismus, Buddhismus.** Beck 2009

Cheung, Awai: **30 Minuten für Business Qigong.** Gabal 2008 (auch als Audiobook, 2009)

Draxler, Thomas/Cheung, Awai: **30 Minuten Gesundheitsmanagement.** Gabal 2009

Dschuang Dsi: **Das wahre Buch vom südlichen Blütenland.** Übersetzt und erläutert von Richard Wilhelm. Diederichs 2008

Konfuzius: **Gespräche.** Übersetzt von Richard Wilhelm. Fischer Tb. 2008

Laotse: **Tao Te King. Das Buch vom Sinn und Leben.** Diederichs 2008

Schuhmacher, Stephan (Hg.): **Chinesische Weisheiten.** dtv 2009

Seiwert, Lothar: **Noch mehr Zeit für das Wesentliche.** Goldmann 2009

Das Weisheitsbuch der alten Chinesen. Frühling und Herbst des Lü Bu We. Übersetzt und erläutert von Richard Wilhelm. Anaconda 2009

Aus dem GRÄFE UND UNZER VERLAG

Daiker, Ilona: **Gelassen wie ein Buddha**

Hinterthür, Petra: **Qigong nach den Fünf Elementen** (Übungsbuch mit DVD)

Li, Christine: **Chinesische Medizin f. den Alltag**

Mertens, Wilhelm/Oberlack, Helmut: **Qigong** (Übungsbuch mit CD)

Noll, A.: **Traditionelle Chinesische Medizin**

Sator, Günther: **Feng Shui – Leben und Wohnen in Harmonie**

ADRESSEN und Websites

Awai Cheung Seminare Berlin
c/o Pütz Kommunikation
Herbert-Lewin-Str. 1, D-50931 Köln
www.awaicheung.de

Kolibri Seminare
Foen Tjoeng Lie
Steinstr. 203–205, D-47798 Krefeld
www.kolibri-seminare.de

Taiji-Raum
Gudrun Geibig
Tauberstr. 6, D-63741 Aschaffenburg
www.taiji-raum.de

Deutscher Dachverband für Qigong & Taijiquan e. V.
Am Leinekanal 4, D-37073 Göttingen
www.ddqt.de

Interessenvertretung der Qigong und Taiji Quan LehrerInnen Österreichs
Gilgegasse 15/13, A-1090 Wien
www.iqtoe.at

Schweizerische Gesellschaft für Qigong und Taijiquan
Bündtenstr. 23, CH-4703 Kestenholz
www.sgqt.ch

SACHREGISTER

DIE FÜNF ÜBUNGEN

IMPRESSUM

Projektleitung: Reinhard Brendli
Lektorat & Satz: Felicitas Holdau
Bildredaktion: Henrike Schechter

Umschlaggestaltung und Layout: independent Medien-Design, Horst Moser, München
Herstellung: Renate Hutt
Lithos: Wahl Media, München
Druck und Bindung: Firmengruppe APPL, Wemding

ISBN 978-3-8338-1928-5

2. Auflage 2011

Bildnachweis

Illustrationen: Claudia Lieb, Ling Karrei (Kalligrafie)

Fotos: Awai Cheung: S. 4 (unten); Corbis: S. 2 (unten), 30; F1 online: S. 62; Fancy: S. 2 (oben); Getty: vordere und hintere Umschlagseite, S. 2 (links), 4 (oben), 16; Look: S. 2 (Mitte); Masterfile: S. 46; Plainpicture: S. 6; Stockfood: S. 78

Syndication:
www.jalag-syndication.de

Dank

Viele Menschen haben mir bei meiner persönlichen Entwicklung geholfen. Ohne sie wäre ich nicht der, der ich heute bin. Ganz besonders danke ich meinen Eltern und Lehrmeistern, die zu mir gestanden und an meinen Erfolg geglaubt haben. Weiterhin bedanke ich mich bei allen Freunden und vielen langjährigen Qigong-Schülern, die mich inspiriert und unterstützt haben, dieses Buch zu schreiben, vor allem aber bei meiner Schwester Eva Cheung, bei Ulla C. Lichter und bei Dr. Jürgen Pütz.

Wichtiger Hinweis

Alle Ratschläge und Übungen in diesem Buch wurden vom Autor sorgfältig recherchiert und in der Praxis erprobt. Dennoch können nur Sie selbst entscheiden, ob und inwieweit Sie diese Vorschläge umsetzen können und möchten. Weder Autor noch Verlag können für eventuelle Nachteile oder Schäden, die aus den im Buch gegebenen praktischen Hinweisen resultieren, eine Haftung übernehmen.

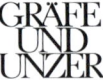

GRÄFE UND UNZER

Ein Unternehmen der
GANSKE VERLAGSGRUPPE

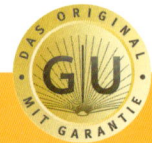

DAS ORIGINAL · MIT GARANTIE · GU

Unsere Garantie

Alle Informationen in diesem Ratgeber sind sorgfältig und gewissenhaft geprüft. Sollte dennoch einmal ein Fehler enthalten sein, schicken Sie uns das Buch mit dem entsprechenden Hinweis an unseren Leserservice zurück. Wir tauschen Ihnen den GU-Ratgeber gegen einen anderen zum gleichen oder ähnlichen Thema um.

Liebe Leserin und lieber Leser,

wir freuen uns, dass Sie sich für ein GU-Buch entschieden haben. Mit Ihrem Kauf setzen Sie auf die Qualität, Kompetenz und Aktualität unserer Ratgeber. Dafür sagen wir Danke! Wir wollen als führender Ratgeberverlag noch besser werden. Daher ist uns Ihre Meinung wichtig. Bitte senden Sie uns Ihre Anregungen, Ihre Kritik oder Ihr Lob zu unseren Büchern. Haben Sie Fragen oder benötigen Sie weiteren Rat zum Thema? Wir freuen uns auf Ihre Nachricht!

Wir sind für Sie da!
Montag–Donnerstag: 8.00–18.00 Uhr;
Freitag: 8.00–16.00 Uhr
Tel.: 0180-5 00 50 54* *(0,14 €/Min. aus dem dt. Festnetz/
Fax: 0180-5 01 20 54* Mobilfunkpreise maximal 0,42 €/Min.)
E-Mail:
leserservice@graefe-und-unzer.de

P.S.: Wollen Sie noch mehr Aktuelles von GU wissen, dann abonnieren Sie doch unseren kostenlosen GU-Online-Newsletter und/oder unsere kostenlosen Kundenmagazine.

GRÄFE UND UNZER VERLAG
Leserservice
Postfach 86 03 13
81630 München